生 生 文 库

生命　生机　生活

U0381041

别让甲状腺不开心

林毅欣 / 著

海南出版社

·海口·

林毅欣著

本著作中文简体字版本经布兰登文化创意有限公司授权海南出版社独家发行，非经书面
同意，不得以任何形式重制转载。本著作限于中国大陆地区发行。

版权合同登记号：图字：30-2023-091 号

图书在版编目（CIP）数据

别让甲状腺不开心 / 林毅欣著 . -- 海口：海南出
版社 , 2024.3
ISBN 978-7-5730-1448-1

Ⅰ . ①别… Ⅱ . ①林… Ⅲ . ①甲状腺疾病 – 防治
Ⅳ . ① R581

中国版本图书馆 CIP 数据核字 (2023) 第 254801 号

别让甲状腺不开心
BIE RANG JIAZHUANGXIAN BU KAIXIN

作　　者：林毅欣
出 品 人：王景霞
责任编辑：姜　嫚
执行编辑：高婷婷
责任印制：杨　程
印刷装订：北京兰星球彩色印刷有限公司
读者服务：唐雪飞
出版发行：海南出版社
总社地址：海口市金盘开发区建设三横路 2 号 邮编：570216
北京地址：北京市朝阳区黄厂路 3 号院 7 号楼 101 室
电　　话：0898-66812392　010-87336670
电子邮箱：hnbook@263.net
经　　销：全国新华书店
版　　次：2024 年 3 月第 1 版
印　　次：2024 年 3 月第 1 次印刷
开　　本：880 mm × 1230 mm　1/32
印　　张：5.5
字　　数：78 千
书　　号：ISBN 978-7-5730-1448-1
定　　价：52.00 元

很久以前，我们初中生物教科书形容垂体是乐团的指挥家，但是并没有形容甲状腺是乐团里的哪个角色。后来因缘际会，我进入内分泌领域，从甲状腺疾病的入门知识开始学习，慢慢地感觉到，甲状腺扮演的角色与乐团里小提琴手的角色似乎相同。指挥家指挥乐团，乐团里的灵魂人物通常是小提琴手，他带动整个弦乐团的演奏，我心目中的甲状腺就是内分泌系统的"灵魂人物"。

接到林毅欣医生写推荐序的邀约，我深感荣幸。这本书，我从头到尾读了好几遍。林医生用平稳有趣的笔触为普罗大众介绍甲状腺，同时结合甲状腺疾病患者的治疗案例，进一步介绍甲状腺和遗传的关系以及治疗方法。这是一本让我们对甲状腺有全面了解的科普书。从顺序的编排，可以感受到林医生对患者的关心，以及想让大众更了解甲状腺疾病的期望。

毅欣目前担任内分泌及新陈代谢科的主治医生，是治疗内分泌疾病的重要代表人物。他平常对患者非常友善，经常在电视节目中和主持人对谈如何让患者走出疾病的不适。他在节目中侃侃而谈，眼神充满对患者深切的关怀，看得出，他期待患者对疾病有更多了解，进而摆脱疾病的困扰。这本书已经充分地达到了这个目的。我非常高兴能够为读者们介绍这本书，更恭喜毅欣医生完成这本重要的科普著作，这不仅是他人生经历的里程碑，更是甲状腺疾病患者之福。

据统计，目前台湾 50% 以上的人患有甲状腺结节或甲状腺肿，15% ~ 20% 的人患有自身免疫性甲状腺疾病，而甲状腺癌已成为逐年攀升的主要癌症。虽然甲状腺疾病比较温和，但我仍然想借这本书提醒读者朋友们：我们必须对这种常见的内分泌疾病有更多了解，这样即使患病也不会恐慌。我想这本书一定会让读者朋友们对甲状腺疾病有更多的认识。

恭喜毅欣医生完成这本书，更恭喜读者朋友们有这么好的参考资料。

台湾大学医学院副教授及台湾地区内分泌医学会理事

王治元医生

　　现代人生活节奏紧凑、工作压力大，在心理和生理因素的影响下，很容易产生免疫系统和内分泌失调的问题，而甲状腺异常便是常见的疾病。当然，诱发甲状腺疾病的原因很多，比如遗传基因、碘摄取量多寡、甲状腺功能受破坏等。以甲状腺功能亢进来说，女性的罹患率比男性高，一方面是因为女性的激素较为复杂，影响较广，另一方面是因为女性的家族遗传概率比较高。

　　不同的甲状腺异常和发病原因，治疗的方式不同，但大多数都需要一段漫长的治疗期，并且需要后续定期追踪。对于大部分患者来说，生活品质会受到影响，要有长期治疗的觉悟。因此，如何好好和这样的疾病相处，成了患者在治疗中需要深思的事。

　　一般来说，当患者了解且懂得如何配合医嘱照顾自己的生活时，甲状腺异常是可以得到良好控制的。医生的专业指导加上饮食方法的改变、生活作息的调养，能让医疗发挥事半功倍的效果，使身体尽快修复或疾病不再恶化，而未生病的人也可以通过预防远离疾病，留住健康。

本书作者林毅欣医生以深入浅出的方式让读者了解甲状腺疾病的征兆、症状、治疗方式，以及生活中该注意的细节，陪伴患者度过不舒服的时刻。

台安医院院长及台湾健康医院学会理事长

黄晖庭医生

　　2017年底，帕斯顿出版社邀请我从医学专业角度出一本适合大众的书。我经过一周的思索与资料检索，赫然发现近十年来，线上介绍给大众的关于甲状腺疾病相关知识的书，都出自欧美与日本作者的书目。再者，因为近年来体检的大众化与"3·11"日本福岛核灾，大众对甲状腺疾病知识的需求增大。我常在诊室被患者问到底能不能吃海带、海苔或海盐，在不厌其烦地为患者解释的同时，我发现大家的观念，甚至许多业内专家的意见都不统一。

　　于是我萌生了撰写一本适合大众阅读的甲状腺疾病科普书的想法。因为甲状腺疾病是相当常见的疾病，加之甲状腺组织上有雌性激素的受体，故女性患者偏多。甲状腺疾病分为功能性疾病（功能亢进或减退）与结构性疾病（结节或肿瘤，甚至癌症）。

　　近年大部分体检项目都包括甲状腺疾病的筛检，但往往因为患者人数过多，医生很难有充足的时间跟患者解释。

　　我希望患者先从主治医生那里了解初步的诊断，再翻阅本书的相关章节，这样有助于患者了解自身的疾病、治疗方向与治疗时间。一般的甲状腺疾病都是不难处理的，大多需要患者配合医生，并且多一些耐心。但愿本书能帮到大家。

台安医院内分泌及新陈代谢科主治医生

林毅欣

目　录

第三章 **与甲状腺有关的生活练习题**

第四章 **甲状腺令人好奇的秘密**

关于内分泌及新陈代谢科

经常有人问我为什么会选择内分泌及新陈代谢科，这听起来有点儿陌生又高深莫测。

我在医学院读书时就感受到内科的深奥，人的生老病死除了"生"，"老、病、死"都跟内科脱不了关系。所以我选择内科颇有水到渠成之势。内科分为许多专科，我之所以选择内科的次专科——内分泌及新陈代谢科为终身事业，原因有三方面：

第一，一般疾病，如感染、炎症等，在发病之时即可展开医疗诊治，但是内分泌与新陈代谢疾病并非如此，而是以一种潜在的、起伏的形式存在。医生通过治疗可将之控制在不影响生活品质的范畴内，但要想根治则须视病原再做判断，医生与患者需共同面对漫长的疗程，极具挑战性。

第二，记得老师曾说，我们新陈代谢科若是学得通透，真的可以去看面相，替人算命。比如，在路边等红绿灯时，我们只要稍稍打量一下身边路人，便知道这人有何疾病。还真有老师、同学为此提醒路人该去看某科医生的呢！

第三，也是最重要的一点，我当兵时，长辈罹患糖尿病，还没来得及搞清楚发病原因就病倒了，结果因并发症过世。老人家的过世让我深深感到糖尿病是现代慢性病之源，对生活与生命品质影响甚巨，要破解糖尿病就要从内分泌与新陈代谢着手。

就这样，我投入内分泌及新陈代谢专科的医疗行列，一晃眼已十年。看见求诊的患者经过长时间治疗，病情得到控制，生活回到正轨，享有良好的生活品质，我深感欣慰。但是每当网络公布年度"居民十大死因"时，看到因为现代饮食丰富甚至营养过剩，居民罹患慢性病的比例大幅增长（比如糖尿病、心脑血管疾病、高血压、肾炎、肾病综合征及肾病变、慢性肝病及肝硬化等，几乎都与新陈代谢有关，甚至癌症也与之有关联），我不禁感到内分泌及新陈代谢科医生任重道远。

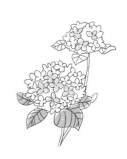

近年居民十大死因

排名	死因	林医生备注
1	恶性肿瘤（癌症）	与内分泌、新陈代谢有间接关系
2	心脏疾病	与内分泌、新陈代谢有关
3	肺炎	——
4	脑血管疾病	与内分泌、新陈代谢有关
5	糖尿病	与内分泌、新陈代谢有关
6	事故伤害	——
7	慢性下呼吸道疾病	——
8	高血压相关疾病	与内分泌、新陈代谢有关
9	肾炎、肾病综合征及肾病变	与内分泌、新陈代谢有关
10	慢性肝病及肝硬化	与内分泌、新陈代谢有关

第一章

你跟你的甲状腺熟吗

　　近年居民的健康意识与病识感普遍提升，来医院求诊的患者已不再是单纯地以求生救死为目的，来内分泌及新陈代谢科挂号的大多是为了调整身体功能，改善生活品质，其中以甲状腺疾病患者为主。

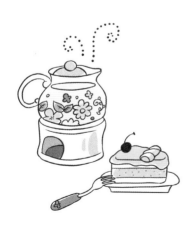

甲状腺到底有多重要

为什么甲状腺会受到这么多关注？依据我多年内分泌及新陈代谢专科门诊经验，甲状腺出问题的患者约占挂号求诊总患者的 20%，尤其日本大地震造成福岛核电站事故后，人们倍感辐射污染的压力，位于人体浅层的甲状腺更是首当其冲；再加上高级健康检查盛行，使得有甲状腺病变疑虑与家族遗传史的人纷纷寻求专科医生的检查与诊断。

甲状腺到底有多重要？简单来说，甲状腺就像一座工厂，专门摄取食物中的"碘"，以合成身体所需的甲状腺激素。甲状腺激素对怀孕后期的胎儿与新生儿的脑、肺、心脏与肠的成熟有关键性影响，若是甲状腺激素分泌不足，会造成不可逆的智力损伤。学龄儿童若出现多动症，大多去看儿童精神心理科或神经内科。但曾有这样一个案例：一名小学一年级学生检查后虽有多动症但并非典型症状，怀疑是甲状腺功能亢进，遂转诊到我这边，后确诊是甲状腺功能亢进，而且他是隔代遗传，因为奶奶也有甲状腺功能亢进。经过半年治疗，这位小朋友不仅行为恢复正常，成绩也大为进步，一年后进入美术特长班就读，生活与学习品质大大提升。

青少年"转大人"的骨骼发育与生殖器官成熟，也都和甲状腺激素有密切关系，若是甲状腺激素分泌不足就会长不高，不过只要尽早治疗就可以恢复正常。女性准备接受人工受孕前，医生也要检查其甲状腺功能是否良好。当老人有记忆衰退等症状时，家人大多会带老人去神经内科就诊，其实很可能是长期甲状腺功能减退惹的祸，导致"工厂"运作不畅，只要适时给予治疗，老人就会奇迹般地"变聪明"。

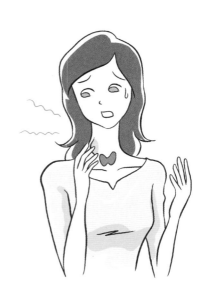

健康意识 VS 病识感

健康意识

❶ 看电视、报纸报道，某地发生重大事件，导致某种疾病大暴发。比如，"3·11"核灾让人们发现甲状腺健康的重要性。

❷ 亲朋好友聊到周遭熟识的人罹患某病住院做手术或离世，让自己警觉应注意该器官的变化。

病识感

平常就很注意自己身体的变化，除了定期健康检查，洗澡时也会特别注意身体外观有无异常，用餐时也会用心感觉从进食到整体消化功能的状况，等等。

不同年代的甲状腺疾病

甲状腺疾病与地域有密切关系。20世纪70年代盛行的甲状腺功能减退，源于早年人们生活困难，饮食不良，普遍缺碘，以致缺碘性甲状腺肿。针对这类公共卫生问题，台湾当局采取在食盐中添加碘的措施，从而有效减少了甲状腺疾病。现在人们的生活大幅改善，自2004年起便不再强调盐中加碘。甲状腺肿是否会卷土重来？目前数据有上升趋势，但还在安全范围内，有必要持续长期观察。

其实有些地区的甲状腺肿病因并非单纯缺碘，比如，当年布袋镇、北门区等乌脚病盛行区域都是甲状腺肿流行的地方。这是因为当地饮用水中的腐殖质会抑制甲状腺的功能，以致无法将碘有机化生成甲状腺激素。又如，日本北海道昆布产地居民早年患有甲状腺肿，就是因为摄取过多碘，抑制了甲状腺激素的产生，只要减少或暂停昆布等含碘量高食物的摄取，就能消肿，恢复正常。

谁是甲状腺疾病高危群体

研究甲状腺多年，我越来越觉得甲状腺真的是一个重要又友善的腺体。说它重要，是因为每个人的高矮胖瘦与智商，都与甲状腺有密切关系；说它友善，是因为甲状腺即使出状况也多为良性疾病，绝非恶疾之源，大多是其他脏器、腺体病灶移转过来的。当然，甲状腺也会长肿瘤，会癌变，但甲状腺属浅层腺体，通过彩超与验血检查都能发现异常，早发现早治疗，痊愈概率自然较高。

甲状腺尽管如此友善仍不免生病，我们这一科来看诊的女性比例是男性的 3～4 倍，究其原因，可能是甲状腺疾病是遗传易感性疾病，不是遗传病，故不存在显性还是隐性的说法。女性维系身体机能运作的激素种类较男性多，也更为复杂，且女性对身体变化较为敏感，察觉异常后乐于主动就医求诊，因此拉开了男女看诊比例。

📋 甲状腺疾病与各年龄层群体的关系及解决方案

年龄层	甲状腺疾病原因	解决方案
年轻群体	甲状腺功能亢进	❶ 给予药物治疗，降低甲状腺功能至正常范畴 ❷ 药物治疗效果不明显，考虑做手术或放射性碘治疗 ❸ 生活观察，比如工作压力过大导致的甲状腺功能亢进，当患者换工作后压力变小，症状渐趋缓和
老年群体	甲状腺功能减退	甲状腺老化，给予甲状腺激素治疗
区域性群体	缺碘性甲状腺肿	此为公共卫生问题，必须通过公共卫生规定解决，比如在食盐内加碘，以解决缺碘地区群体的甲状腺问题

一般登门求诊的患者主要都是因为出现心悸、手抖、体重下降、甲状腺肿等症状，心中感到烦闷，从而积极寻求专业医生的协助。当然也有其他科室转诊过来的，可能患者认为自己的症状与该科有关，但医生经过诊断认为并非该科的典型症状，可能是甲状腺的问题，遂转诊到我这边。

甲状腺检查方式

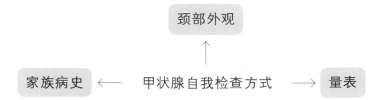

患者进入甲状腺门诊，会经历以下诊断流程：

❶ 问诊：了解患者就诊原因与家族病史。

❷ 理学检查：医生以手触摸患者颈部，通过软骨高度与左右叶情况，检视甲状腺的大小、温度（甲状腺肿时其温度会比较高）、软硬、是否有结节等，并使用听诊器听诊。

❸ 印证：通过彩超与抽血等方式印证检查结果。

❹ 依据检查结果决定治疗方式。

甲状腺疾病确诊后，就要进入治疗阶段，一般来说，治疗三个月症状就会减轻，但腺体内部仍需要时间调适，所以要达到控制良好的状况要一年半到两年的时间。其间，患者要有极强的耐性，积极配合医生治疗，切忌症状稍有缓解便自行停诊、停药。

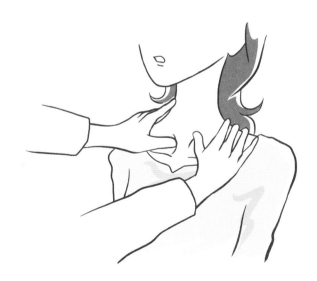

甲状腺的位置在哪里

大家都知道，人体若缺碘就会导致"大脖子"，也就是甲状腺肿，所以甲状腺的位置就在脖子上，毋庸置疑。但实际上甲状腺在脖子的何处呢？我们可以依照下面的指示来测试。

如果你是男性，请把手指放在喉结上，这就是甲状腺软骨前端，顺着喉结往下摸即为环状软骨，同时也是气管的上端；接着再往下细摸，会触摸到圈状结构，往下数到第三圈，此处为甲状腺左右两叶的联结处，我们称之为"甲状腺峡部"。原来甲状腺有两片？是的，我们的甲状腺分为左右两叶。一般所谓"大脖子"就是指这里发生肿大，表示身体可能缺碘了。其实甲状腺还有四个副甲状腺，只是所在的位置比较深，摸不到。请注意，稍微知道位置就好了，别用力摸，会出人命。

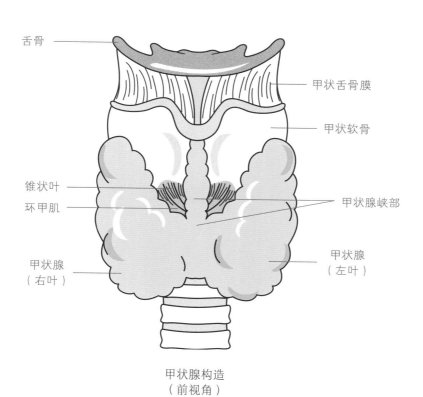

舌骨

甲状舌骨膜

甲状软骨

锥状叶

环甲肌

甲状腺峡部

甲状腺
（右叶）

甲状腺
（左叶）

甲状腺构造
（前视角）

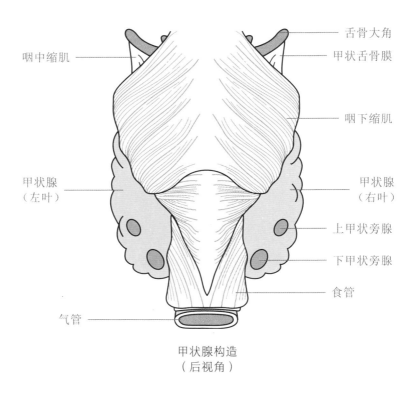

咽中缩肌

甲状腺
（左叶）

气管

舌骨大角

甲状舌骨膜

咽下缩肌

甲状腺
（右叶）

上甲状旁腺

下甲状旁腺

食管

甲状腺构造
（后视角）

12

　　若你是女性，没有喉结当坐标，请你伸出双手，将左右两手的四根指头并拢，放在脖子的中间部位。好，现在请吞一口口水，感觉到脖子上有一个部位随着吞口水的动作上下移动吗？这虽然与男性的喉结不同，但以此为坐标，比照之前说的方式，就能找到你的甲状腺所在的位置。记得动作轻一点儿，别掐着自己了！

甲状腺附近的重要器官

　　我们的脖子虽然细，却是极其重要的部位，不仅联结头与躯干，更是人体许多重要的"输入管线"的汇集处。从脖子的正前方开始算起，依序排列着甲状腺、气管、食管与脊椎。气管是呼吸空气的通道，很重要；食管是输送食物的管道，很重要；脊椎是支撑人体结构的顶梁柱，很重要。甲状腺除了充当人体碘含量的警报器，还有什么用处呢？我们接下来看看甲状腺的功能。

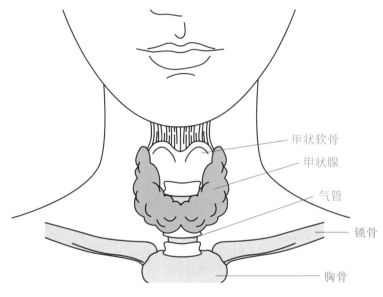

甲状软骨

甲状腺

气管

锁骨

胸骨

甲状腺及其附近器官

甲状腺有什么功能

　　甲状腺跟碘关系密切，但是若只将它视为缺碘警报器就小看它了。其实甲状腺是制造甲状腺激素的器官，更精准地说，甲状腺是负责合成、释放、代谢甲状腺激素的"工厂"。就构造而言，甲状腺并非一个自身产生并完成功能的脏器。详细的说明，便要从甲状腺的内部构造开始解释。

甲状腺的内部构造

　　甲状腺并非一个由肌肉构成的脏器，而是由大约300万个球形滤泡细胞组成的组织。现在我们把镜头拉近，外层是一圈拥有丰富毛细血管的柱状滤泡细胞，向内的这面则是一层细细的绒毛，主要是为了包裹内层的胶体物质。

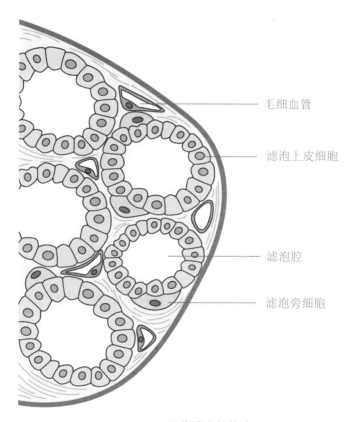

毛细血管

滤泡上皮细胞

滤泡腔

滤泡旁细胞

甲状腺内部构造

甲状腺最主要的功能：把碘变成甲状腺激素

大家都知道要吃含碘的食物，才不会引起"大脖子"。但你知道我们的身体如何从食物中吸收碘吗？

我们吃下的含碘的食物，会在小肠进行吸收，然后进入血液，随着血液循环来到甲状腺这个"工厂"进行合成。这时甲状腺的滤泡细胞会主动从血液中摄取碘，这些碘会在滤泡内再次合成，所以正常情况下甲状腺里的碘浓度是血浆中的 20 倍。

这些碘离子以甲状腺球蛋白为载体，经过氧化成为单碘酪氨酸，再经过碘化形成双碘酪氨酸、三碘酪氨酸、四碘酪氨酸，而甲状腺激素就是指三碘酪氨酸与四碘酪氨酸。这些碘化完成的酪氨酸将再次进入滤泡，将作为载体的甲状腺球蛋白打断，于是甲状腺激素便通过滤泡细胞壁释放到血液中，随着血液循环送到需要碘的身体各部位。碘在身体中走了一圈之后，会再回到甲状腺进行合成、碘化与再释放。

三碘甲状腺原氨酸（T3）跟四碘甲状腺原氨酸（T4）有什么不同？甲状腺激素有 30% 是三碘甲状腺原氨酸，70% 是四碘甲状腺原氨酸，四碘甲状腺原氨酸带

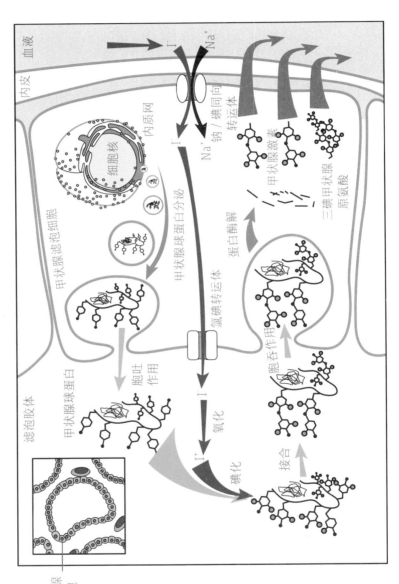

身体吸收碘的过程

的碘离子较多，可以到达较远的身体部位，届时再分解成三碘甲状腺原氨酸，释放出的单碘会随着血液循环回到甲状腺，再吸收、合成、碘化、释出。

　　所以甲状腺最重要的功能就是从吃进肚子里的食物中主动摄取碘，再将其合成、碘化为甲状腺激素，释放到血液中供身体使用。这些甲状腺激素除了不让我们"大脖子"，对身体还有什么作用呢？

碘的数量由两种甲状腺激素构成

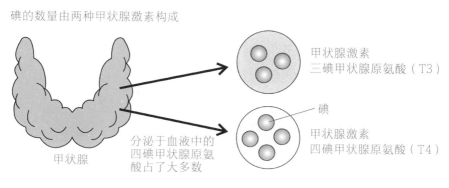

甲状腺激素
三碘甲状腺原氨酸（T3）

碘

甲状腺激素
四碘甲状腺原氨酸（T4）

甲状腺

分泌于血液中的四碘甲状腺原氨酸占了大多数

碘和甲状腺激素

甲状腺激素是身体的"油门"与"钥匙"

甲状腺激素就像汽车油门，也有人将它比喻为"开启成长的钥匙"，因为甲状腺激素能增大氧气消耗速率，启动脏器、生殖系统与骨骼成长、成熟、运作所需的能量；对于神经系统的交感神经来说，甲状腺激素具有增加受器数目、提升刺激反应程度的作用；身体的新陈代谢也需要甲状腺激素来"踩油门"。所以人体器官与各部位的成长、成熟、运作、优化，都跟这把"钥匙"是否如实送达、准确开启"油门"有密切关系。

胎儿与新生儿的脑部、肺部、心脏、肠道的成熟都需要靠甲状腺激素这把"钥匙"来开启"油门"。新生儿若缺乏甲状腺激素这把开启成长机制的"油门钥匙"，会出现脑部功能与中枢神经发育不良，以及脑垂体分泌的生长激素变少的情况。当生长激素减少，肝脏分泌的"生长调节肽"（somatomedin）*会随之减少。

---

* 生长调节肽（somatomedin）：经生长激素刺激，由肝脏及其他组织制造之多胜肽的生长因子（growth factor），主要功能为抗老化、刺激骨头生长等。

这些内分泌的异常，会造成脑波较平、智力损伤、生长速度减缓、运动协调性差等后果。其中智力损伤为不可逆，早期发现可有效降低损伤程度；生长方面的迟缓与不协调，通过适当治疗即可恢复，太晚发现会错过生长期，治疗效果就很有限了。

青少年阶段正是骨骼发育的关键期，生长板还未愈合，适当地刺激骨母细胞即可促进生长，这一阶段生殖系统也正处于成长与成熟期。青少年若缺乏甲状腺激素，不论是先天性的还是后天性的，都可能会出现甲状腺肿、智力不足、听力障碍、神经疾患等症状。

甲状腺激素缺乏固然伤脑筋，太多了也不是好事。因为"钥匙"太多反而让人眼花缭乱、不知所措，同样的道理，当脑细胞发育旺盛时，甲状腺激素过多会"揠苗助长"，抑制细胞分裂，进而诱发早熟性分化、智力发展、身高、身材等相关问题。

甲状腺对身体的细胞与神经系统有整体影响，当其异常时就会产生病变。许多病人身体不舒服时，往往以为是单纯的脏器病变，其实很可能是甲状腺激素这把

"油门钥匙"没送到，或者一下子送来太多把，造成脏器功能困扰，才会生病。

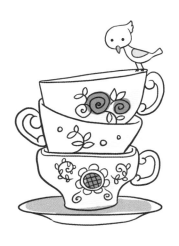

甲状腺激素分泌异常对身体的影响

📋 当甲状腺激素分泌过多时

甲状腺功能亢进	原因
容易紧张，肌肉没来由地颤抖，尤其是手指	神经系统受影响
不能忍受热，容易流汗	身体散热调节功能受影响
心悸、胸闷，心跳很快	心脏受影响
呼吸急促	代谢变快所致
容易疲倦	代谢变快导致过劳
胃口增大，体重却减轻	耗能变多的代偿作用
手部温湿	代谢变快所致
失眠	神经系统受影响

甲状腺功能亢进	原因
大便次数增加，经常腹泻	代谢变快所致
月经周期不规律，生理痛	卵巢、子宫受影响
眼周浮肿、眼球突出（突眼症）	眼部受影响
头发较细且较易脱落	代谢太快所致
四肢麻痹	钾离子与钙离子过度流失，使得肌肉无力，以致收缩、伸展不佳

📋 当甲状腺激素分泌过少时

甲状腺功能减退	原因
反应迟缓	神经系统受影响
流汗减少	身体散热调节功能与体温中枢受影响
特别怕冷，甚至夏季也觉得冷	身体散热调节功能与体温中枢受影响
心跳缓慢	心脏受影响
容易疲倦	整体代谢变慢
体重增加	代谢变慢以致变胖
肢体不敏感	神经系统受影响
手冷、脚冷、浮肿	神经系统受影响
爱困、嗜睡、没精神	神经系统受影响
容易便秘	肠道受影响
月经周期不规律	卵巢、子宫受影响
眼皮水肿	水分代谢受影响
头发粗糙、易脱落	生长缓慢、头发品质不好以致容易脱落
四肢无力且虚弱	甲状腺激素不足，造成肌肉收缩、伸展不佳

越来越多人罹患甲状腺疾病

我们先来了解一下甲状腺疾病包括哪些病。甲状腺功能亢进、甲状腺功能减退、自身免疫性甲状腺炎、急性甲状腺炎、亚急性甲状腺炎、结节性甲状腺肿大、甲状腺癌等，皆是甲状腺疾病。其中甲状腺功能亢进近年在疾病榜快速上升，来势汹汹，令许多年轻女性每天早晨照镜子时都不免对自己脖子多看两眼、再摸上两下，就怕它肿了还不知道。

真的有必要这样自己吓自己吗？其实我们只要了解更多正确知识，就不用过度担心了。

我们为什么在食盐里加碘

台湾地区曾因缺碘造成许多人发生地方性甲状腺肿。虽然我们居住在海岛，海洋与土壤中蕴含微量元素碘，但日据时代（1944 年）的流行病年报指出，地方性甲状腺肿是十大常见疾病之一，并且排名第五。

1958 年，台湾大学公共卫生研究所新竹试实施食盐加碘计划。3 年后，新竹学童甲状腺肿大发病率由

53.1% 降到 4.1%，效果不错。1967 年，"食盐中添加碘"在台湾地区全面推行，有效控制了缺碘性甲状腺肿，使甲状腺肿大率由 30% 降至 4%，成效显著。

女性真的比较容易患甲状腺疾病吗

确实，女性的甲状腺疾病发生率明显较男性高。《性别对甲状腺疾病之影响》一文中指出："许多甲状腺疾病的发生率与性别有明显关系，以女性居多。"我根据该文整理归纳出以下几个重点：

❶ 地方性甲状腺肿与自身免疫性甲状腺疾病的男女发生比率约为 1 : 4。

❷ 自身免疫性甲状腺炎是和遗传有关的器官性自身免疫性疾病，患者以女性为主，男性罕见，男女发生比率为 1 : 25.5。甲状腺功能亢进之葛瑞夫兹氏病男女发生比率约为 1 : 4。

❸ 甲状腺癌的男女发生率差别不太明显。

2016 年 1 月 29 日，《康健》杂志上发表的文章《2015 快速上升疾病榜第六名：甲状腺亢进》指出，甲状腺功能亢进盛行，女性患者是男性患者的 3 倍以上，且可能发病较早，20 多岁就出现症状。这类甲状腺功能亢进 90% 是自身免疫系统异常所致。

为什么甲状腺疾病对女性情有独钟呢？当女性开始发育、分泌雌性激素时，女性甲状腺肿大率就开始高于男性了。女性面对婚姻以及婚后婆媳关系可能产生的心理压力；怀孕、生产乃至初为人母给女性带来的重大生理变化，可能导致 10% ~ 15% 的女性罹患产后甲状腺炎，而且每生一胎就会发作一次，非常不可思议。究其原因，可能是因为碘容易引起自身免疫性甲状腺炎复发，所以这时要对含碘食物忌口。

为什么甲状腺功能亢进也对女性情有独钟？诸如此类的自身免疫性疾病通常与遗传有关，必须从家族病史先行了解，而且症状只能控制，无法根治，唯有学习与"甲亢"和平相处一生了。另外，工作、生活或身心经历重大变化，比如经常加班、非自愿离职、非自愿分手、结婚、初怀孕、孕满生产、初为人母等，都可能引发免疫力的剧烈变化，出现"甲亢"。

重视生活与生命品质的现代人

现代人的经济条件优于以往，对生活品质重视，对身体种种变化在意，病识感大幅提高，一有不适或觉得怪怪的就会主动上网查询或就诊，平时亦乐于定期接受高级健康检查，这些都会让甲状腺功能亢进被及时发现。这样没什么不好，重视健康总比漠不关心要好很多，只要不太过分，变成自己吓自己就好了。

说穿了，甲状腺功能亢进还是跟体质有关。一般人只要作息正常，该吃饭的时候好好吃饭，该睡觉的时候好好睡觉，工作的时候专心投入，该休息的时候彻底放松，就不必过分担心"甲亢"来敲门了。

别忘记，还有甲状腺功能减退

甲状腺疾病多数会出现肿大、结节、发炎、功能亢进等明显症状，只要通过问诊与理学诊断就能初步确诊。但是甲状腺疾病不是只有这类"＋"的症状，还有"－"的症状，也就是甲状腺功能减退的症状，这种症状很容易与疲劳或其他脏器功能不佳的症状混淆，如果不经过验血检查，很容易被忽视。

前文讲过，甲状腺是一个把碘变成甲状腺激素的"工厂"，一旦工厂的功能减退，就算摄入再多的原料碘，也不会提升甲状腺生产的效能。然而人体器官与各部位的成长、成熟、运作、优化，都跟甲状腺激素这把"钥匙"是否如实送达、准确开启"油门"有密切关系。所以一般甲状腺功能减退的患者求诊时，往往以为是单纯的脏器病变，因为真正的原因——甲状腺功能减退往往隐而不现、难以察觉，直到验血检查，才知道是甲状腺功能出了问题。

另外，需要格外关注老年人的甲状腺功能，因为甲状腺激素对身体细胞与神经系统有整体影响，所以老年人的甲状腺功能一旦退化，很容易出现失智等症状。

📋 甲状腺疾病大众量表

	症状	选项	可能原因
❶	眼球突出	□有　□无	亢进
❷	容易紧张、失眠	□有　□无	亢进
❸	胃口增加却体重减轻	□有　□无	亢进
❹	手抖	□有　□无	亢进
❺	脖颈肿胀、疼痛	□有　□无	亢进、减退、结节、肿块、发炎
❻	爱困、嗜睡、没精神	□有　□无	减退
❼	疲倦	□有　□无	亢进、减退
❽	手冷、脚冷、浮肿	□有　□无	减退
❾	月经不规律	□有　□无	亢进、减退
❿	容易流汗	□有　□无	亢进
⓫	心悸	□有　□无	亢进
⓬	怕冷或怕热	□有　□无	减退或亢进

食盐和甲状腺的密切关系

在前一节我们提到食盐与甲状腺的密切关系，台湾当局通过公共卫生规定在食盐中添加碘，将缺碘性甲状腺肿大率由 30% 降至 4%。但足量的碘会提升自身免疫性疾病的诱发率，尤其葛瑞夫兹氏病患者容易发生甲状腺功能亢进。

随着没有添加"碘"的世界各国风味盐品——岩盐、玫瑰盐、竹炭盐、低钠盐等，成为高级餐厅的常客，人们不禁担心缺碘性甲状腺肿会不会卷土重来。

看到这里，你心中是否有一个疑问：这些研究报告是如何得知人们身体缺碘的？世界卫生组织规定，尿液中碘浓度不低于 100 微克／升为不缺碘，但台湾地区公布的 2013 年台湾 6 岁以上人口的尿液中碘浓度数据显示，52% 的人尿液中的碘浓度为 96 微克／升。不含碘的进口盐已渐渐产生影响，如果平时不常吃海带、紫菜等含碘食物，缺碘危机一触即发。不过现在就说缺碘性甲状腺肿来袭似乎危言耸听，只能说此现象值得长期关注，以防患于未然。

研究显示，缺碘不仅可能造成甲状腺肿、甲状腺功能减退，若孕妇缺碘，可能会导致婴儿的智商降低。

聪明挑盐，捍卫甲状腺健康

盐的主要成分为氯化钠（NaCl），主要由比例为 1:1 的钠离子与氯离子组成，此外还含有少量水分、杂质与铁、磷、碘等其他元素。传统盐主要来自海洋、盐湖与盐矿。全球有 70 余国出产岩盐，其产量是海盐与湖盐的 2 倍。

含碘量丰富的盐首推海盐。把无污染的干净海水引入盐田，经太阳暴晒，取得结晶，就形成了天然海盐。市面上常见的精盐，则是以纯化处理过的海水，经离子交换的透析方式过滤杂质，得到不含其他矿物质的氯化钠。而所谓的"加碘盐"就是将碘添加在精盐里。

 小叮咛

食盐产品成分标示有"碘酸钾""碘化钾"，就是加碘盐，甲状腺功能亢进者应避免选用。

现在很多人为了健康会挑选低钠盐，这种盐主要是将氯化钠代换成氯化钾，从而减少钠的摄取量，而不减损盐的美味。但摄取过多的钾会对肾脏造成负担，肾功能不佳、血钾较高和患有肾脏疾病者不宜摄取过多的钾。

岩盐皆以盐块形式出现，须磨碎才能使用。岩盐深藏地下，少受污染，含有丰富的矿物质与人体所需的微量元素，入口甘甜，十分讨喜。

 小叮咛

最好先评估自己的实际健康需求，甲状腺功能亢进者可放心选用低钠盐，但上述患者须咨询医生、营养师再选用，这样比较安全。

岩盐含碘量少，甲状腺功能亢进者可放心选用，但一般人长期食用恐有缺碘之虞。

📋 食盐小测验

盐的种类	是否含碘
海盐	有
精盐	需看标示是否为加碘盐
低钠盐	无
岩盐	无
竹盐	无
湖盐	无
胡椒盐	不一定，要看商家使用哪种食盐

补充碘，你可以这样吃

碘的摄取来源除了加碘盐，还有很多富含碘的食材，如裙带菜、海带、紫菜与带壳海产类等。不过，摄取过多碘可能造成甲状腺功能亢进，因此甲状腺功能亢进的病人在治疗时要严格限制碘的摄取量，最好根据医生的建议摄取无碘盐。

Q1：海带煮久了，会不会破坏碘？

A1：海带经过高温烹煮、炖煮基本不会破坏其所含的碘，但海带的其他营养可能会被破坏。

Q2：海带泡水过久，碘含量会不会流失？

A2：不会，但海带含褐藻胶，吸太多水会释出胶质，让水分难以进入，就不易煮烂了。

Q3：海带是晒干后碘含量高，还是新鲜时碘含量高？

A3：碘含量不会受影响，受影响的是钠含量。

你对甲状腺疾病了解多少

　　每天新闻都在报道着医疗与疾病的消息，不断提醒现代人要有病识感，要定期进行体检，不要忽略身体发出的各种警惕信号。你对甲状腺疾病到底知道多少？你可知道甲状腺生病，"大脖子"并不是唯一判断的病征？甲状腺制造的甲状腺激素，与体内脏器的运作有密切关系，甲状腺一旦生病，很可能对身体产生广泛的影响。

甲状腺出问题的原因

　　一般情况下，初诊患者进入诊室，医生都会先聆听患者的陈述，初步了解病情，接着根据患者的陈述检视其颈部外观。这两个步骤有助于厘清困扰患者的真正病因，如果确认并非甲状腺疾病的典型病症，我们就会协助患者转诊到适当科室。

　　如果经过问诊、理学检查，确定甲状腺出现状况，我们就会详细询问患者是否有家族病史，接着请患者填写量表，再安排患者抽血或彩超检查，找出问题所在，这样才能针对问题制定治疗方案。

为什么甲状腺疾病患者患病却常常浑然不觉

甲状腺疾病未必都会表现出典型的"大脖子"症状，通常症状会因年龄、性别与体质而有不同的呈现，有时还会与其他疾病的症状相混淆，使患者难以分辨。此外，这类疾病的进程极为缓慢，以致患者往往难以察觉，以为只是身体不适，休息一阵子就会好的。等病情加重到无法忽视时，往往已经错失治疗先机。

甲状腺与其他疾病的共病关联

虽然甲状腺是相当独立的腺体，与其他疾病没有明显的共病关联，但是甲状腺激素与很多脏器的运作有关系，因此当甲状腺出问题时，症状往往会跟相关脏器产生的症状混在一起。

甲状腺疾病能够根治吗

很多患者都会问："甲状腺疾病能够根治吗？"如果发病是因为遗传性的自体免疫问题，病情就只能控制而较难以根治。老年人容易发生甲状腺功能减退，这是身体机能老化所致，简单地说，就是生产甲状腺激素的"工厂设备"老旧，生产效能变差，即使进再多的原料也难以提升产能。

缺碘造成的地方性甲状腺肿，只要服药或摄取足量的含碘食物，症状就能得到改善。至于甲状腺功能亢进，大多以服药来控制，少数有可能因患者体质而产生副作用，或效果不佳。

甲状腺疾病的治疗漫长而缓慢，平均疗程 3 ~ 6 个月，可让症状稳定与减轻，但身体内部的机能需要一年半到两年的时间来调整。因此，医患双方都要有十足的耐心，互相配合，共同努力。若是自身免疫性甲状腺疾病，病情只能控制，难以根治。

你是否属于甲状腺疾病易发群体

你知道哪些人群最容易患甲状腺疾病吗？没错，是女性与老年。前面提到，许多研究报告显示，女性属于甲状腺疾病的易发人群，我们要进一步讨论关于甲状腺疾病易发人群患病的原因。

为什么女性的甲状腺比较容易出问题

女性是甲状腺疾病的易发人群，为什么是女性而不是男性？因为女性的生殖系统与内分泌系统较为复杂，

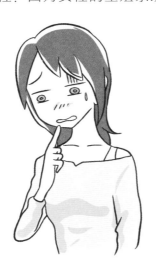

甲状腺是启动内分泌与内脏器官"油门"的钥匙，所以甲状腺功能正常与否，对女性的影响甚大，特别对女性性激素的分泌影响最为显著。

像月经不规律、怀孕容易流产、胎儿畸形，甚至不孕等，都有可能

是甲状腺异常在搞鬼，尤其是月经不规律且不孕的女性，请你赶快去检查一下甲状腺。若是月经不来报到，可能性很多，甲状腺功能减退、甲状腺功能亢进等都会导致月经不来。

同时出现的症状	甲状腺出现的状况
胃口不佳，体重增加	甲状腺功能减退
胃口很好，体重减轻	甲状腺功能亢进

不少上班族女性因为工作忙碌且压力大，婚后久久未能怀孕，担心自己患有不孕症。那可不一定。你应该首先检查甲状腺功能是否出状况了。当月经量多，而且非月经期时出血，同时伴随畏寒、精神萎靡与大便不顺等症状，有可能甲状腺功能减退；当月经量少甚至无月经，还伴随心悸、手抖、失眠、怕热、大便次数增加等症状，有可能甲状腺功能亢进。若是甲状腺功能出了问题，有可能减少受孕机会或引起不孕，即使怀孕也可能流产或早产。不过请放心，一般来说经过适当的治疗后，很多女性都能恢复生育能力，圆了当妈妈的梦。

自身免疫性甲状腺疾病（包括慢性淋巴细胞性甲状腺炎、葛瑞夫兹氏病）患者在怀孕与生产后会出现什么样的甲状腺问题？

慢性淋巴细胞性甲状腺炎往往会使患者甲状腺功能减退，然而患者在怀孕时甲状腺肿等症状可能会改善，其血清促甲状腺激素（TSH）与游离甲状腺激素指数也可能接近正常。只是生产后半年内甲状腺发炎加重，先是甲状腺功能亢进，接着又是甲状腺功能减退，经过半年多，甲状腺功能才能渐渐恢复正常状态。如果患者怀的是女儿，"卸货"后更容易甲状腺功能减退。

若准妈妈是葛瑞夫兹氏病患者，血液中的促甲状腺激素受体抗体会穿透胎盘，影响胎儿的甲状腺，因此1%的新生儿会有甲状腺功能亢进症。不过一旦影响宝宝的外来因素消失，经过医生适当治疗，宝宝的甲状腺功能就会恢复正常。

为什么老年人的甲状腺比较容易出问题

老年人也是甲状腺疾病易发人群。老年人的甲状腺之所以比较容易出问题，是因为甲状腺疾病的症状往往与"老化"的症状重叠。需特别小心的是，老人甲状腺疾病的症状往往并不典型，这使家属与本人未能及早发现，未能适时就诊治疗。

老人甲状腺功能减退不容易被发现，是因为其症状主要表现为皮肤变皱、头发变稀疏、身体浮肿，以及记忆力变差、意识不清、爱睡觉，乃至于行动与言语都变得迟缓，症状跟"老化"相似度高达 90%。医生通常通过踝反射检查来确认原因到底是老化还是甲状腺功能减退。如果老人的精神与体力变得越来越差，建议应该赶快去检查甲状腺功能。

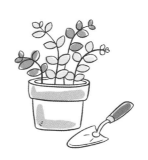

📋 甲状腺功能减退之青年人与老年人比较表

* 标记说明：○有此症状。

症状	青年人	老年人	备注
声音沙哑	○		
畏寒	○		
便秘	○		
体重增加	○		
疲倦	○		
反应迟缓	○	○	踝反射迟钝是重要的诊断指标
行动迟缓、思考迟缓、说话迟缓		○	
爱困	○	○	
记忆力变差		○	
意识不清		○	
皮肤变皱		○	
头发稀疏	○	○	

老人甲状腺功能减退的原因

致病原因	症状
自身免疫性甲状腺炎	❶ 血液中出现甲状腺抗体 ❷ 甲状腺可能肿大或萎缩
年轻时曾经甲状腺功能亢进	因采用放射性碘治疗，以致年老时出现甲状腺功能减退情况
年轻时曾经动过甲状腺手术	因动过手术，以致年老时出现甲状腺功能减退情况

老人患了甲状腺功能亢进也不容易被发现，因为其症状不太典型，通常不会出现眼突、甲状腺肿等明显症状，较常出现心血管系统异常的症状，如心房纤维颤动，还有胃口变差、人变瘦、呼吸不顺等。60 岁以上甲状腺功能亢进患者最常出现的症状是体重减轻、喘不过气、焦虑、心悸与疲倦，皮肤温湿的发生率高达 81%。

甲状腺功能亢进之青年人与老年人比较表

* 标记说明：○，有此症状；△，不一定有此症状，或表现方式不尽相同。

症状	青年人	老年人	备注
心悸	○	△ （心律不齐）	心血管系统异常，心房纤维颤动
失眠	○	△	
手抖	○		
坐立难安	○	△	
体重减轻	○	△	紧张，有的则是面无表情
眼突	○	○	
怕热	○		与更年期症状类似
排便次数增加	○		
甲状腺肿	○		

📋 老人甲状腺功能亢进的原因

致病原因
葛瑞夫兹氏病
毒性结节性甲状腺肿
服用含碘药物
甲状腺发炎
服用过量甲状腺激素

有些人自年轻时便脖子较粗，置之不理都大半辈子了，也不觉得有什么问题；到了老年时，脖子忽然迅速肿大，而且有一块肿得特别厉害，这绝对不是好兆头。这很可能是甲状腺未分化癌，若经过检查证实，通常已经发生转移，治疗难度高。所以长时间甲状腺肿一定要特别小心，留意观察，尤其是老年的时候。

老人还会有一种状况：甲状腺功能检查正常，甲状腺却是肿的。原因何在？有可能是慢性淋巴细胞性甲状腺炎，慢慢转变成甲状腺功能减退；也可能是地方性甲状腺肿、良性肿瘤，因为血管破裂造成囊肿，通常会伴随疼痛。最不希望的就是甲状腺癌，尤其是杀手级的甲状腺未分化癌，一旦本来就肿的甲状腺突然明显迅速肿大起来，甚至伴随呼吸困难、发烧、患部变红等症状，就真的不妙了。

　　治疗老人的甲状腺疾病时，须根据情况选择不同的治疗方案。对于慢性甲状腺炎与良性结节，若是对生活影响不大，并且患者不太在意外形美观，大多无须用药，只有在肿大延伸到胸腔，影响呼吸，或是甲状腺功能减退时，才考虑用药。用药前必须考虑老人的身体整体状况，先让其服用最低剂量，观察是否会造成心脏与身体负担，若没问题，再逐渐调高剂量。对于甲状腺癌，手术效果最佳，原发病灶处的乳突癌与滤泡癌需优先手术治疗，但未分化癌一旦转移，即使手术效果也不好，因此应尽早诊断。

是否各年龄段的人都可能患甲状腺疾病

　　甲状腺功能减退和甲状腺功能亢进，以及自身免疫性甲状腺疾病（包括慢性淋巴细胞性甲状腺炎、葛瑞夫兹氏病等），几乎都好发于女性，概率是男性的三到四倍，这归因于女性的生殖系统与内分泌系统较为复杂，以及遗传性较易显现。老年人的甲状腺问题，大多源于"工厂"老化导致的甲状腺功能减退。虽然女性、老年人更易患甲状腺疾病，但并非男性或年轻人就不可能罹患此疾病。至于结节性甲状腺肿、甲状腺癌等，更是无年龄段与性别差异。

如何检测自己是否有甲状腺问题

很多疾病都有前兆与症状，尤其甲状腺疾病的症状相当明显，所以只要掌握以下基本原则，便可以及早发现、及早治疗。

甲状腺肿到什么程度该去就医

甲状腺疾病的主要症状就是甲状腺肿，肿大程度可分为以下级别：

- **GRADE 0a** 　　摸不到看不到。
- **GRADE 0b** 　　摸得到看不到。
- **GRADE 1** 　　昂头伸长脖子时可以看到。
- **GRADE 2** 　　脖子正常时可看到。
- **GRADE 3** 　　远距离可明显看到肿大。

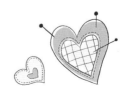

一旦能触摸得到时，就应该前往医院的内分泌及新陈代谢科就诊。医生会根据甲状腺外观与相关症状，决定是否做进一步的检查，包括血液检查与彩超检查。如果有家族病史，建议每年体检排除"摸不到看不到"的等级可能。

出现哪些症状就应该去医院做甲状腺相关检查

　　想知道甲状腺功能是否异常，可通过抽血做血液检查，看血液中甲状腺激素、三碘甲状腺原氨酸与四碘甲状腺原氨酸含量是否在标准值内。甲状腺激素有99.5%会与血清蛋白结合而无法发挥活性，只有剩下的0.5%游离在血液中、未与血清蛋白结合的三碘甲状腺原氨酸与四碘甲状腺原氨酸才能够发挥活性，成为启动各器官"油门"的钥匙。所以抽血检查就是看血液中三碘甲状腺原氨酸与四碘甲状腺原氨酸的数值，医生同时会参考促甲状腺激素的数值，进而评估甲状腺功能是否正常。

📋 林医生教你简单读懂甲状腺检验报告

项目	中文名称	参考值	检查意义
T3	三碘甲状腺原氨酸	0.8～2.00nmol\L	数值越大表示越亢进，为检验甲状腺功能亢进的指标。但在甲状腺功能减退方面，这属于特异性较差的项目，因年纪大或活动少、营养状态差的人，血液中T3的浓度通常是偏低的
T4	四碘甲状腺原氨酸	5.1～14.1nmol\L	数值越大表示越亢进，可用来评估甲状腺功能及甲状腺治疗的成效
TSH	促甲状腺激素	0.27～4.2uIU/ml	数值越小表示越亢进，测定血液中的TSH浓度，能有效区分T3、T4异常的情况下，是甲状腺真正出了问题，还是只是甲状腺结合球蛋白（TBG）变化（接下页）

项目	中文名称	参考值	检查意义
，			（接上页）所产生的生理反应，并可有效评估甲状腺治疗效果
FT4	游离四碘甲状腺原氨酸	0.93～1.7 pmol\L	数值越大表示越亢进，可评估甲状腺功能

已经有甲状腺肿症状，或摸到甲状腺有肿块的朋友，分为以下两种情况：

❶ 弥漫性肿大：整个脖子正面全部肿大。

❷ 甲状腺结节：脖子局部出现明显的肿大，用手触摸时感觉到里面有肿块，这就是结节肿。结节肿分为单一结节与多发性结节。基本上结节多为良性，但仍有少部分可能是恶性。

所以为了防患于未然，通常会建议甲状腺结节的患者做甲状腺细针穿刺检查，将抽吸出来的细胞做病理检查，以确定结节是否为恶性。甲状腺细针穿刺检查过程快速，疼痛仅如针灸，准确性高，无须过于紧张害怕。

甲状腺细针穿刺检查步骤

❶ 平躺在检查台上，肩膀下垫一个小枕头，让头部往后仰，使颈部伸展。

❷ 通过用彩超检查甲状腺，协助找到病灶。

❸ 确认病灶位置后，以 10 或 20 毫升注射针筒附上 22 号细针，在彩超监看下将细胞吸到针筒内。若病灶为充满液体的囊肿，可使用 20 号或 18 号针头抽吸，液体抽掉后囊肿会减小。

❹ 将吸出的细胞涂抹在玻片上，送病理科再进行染色观察。

任何检查都可能有风险，甲状腺细针穿刺检查有5%～10%的出血概率，只要适当地给予局部压迫即可避免。另有患者会出现呼吸窘迫，但仅有1%的概率。检查后需休息10分钟，同时压住伤口10～15分钟，以防肿胀与瘀血。患者回家后若感到伤口疼痛，可以冰敷。检查结果出来后，医生会与患者讨论后续治疗计划。

别自己吓自己，这些可不是甲状腺惹的祸

现代人重视健康与生活品质，病识感大幅提升，所以有些朋友一出现手抖、心悸、多汗、焦虑、睡不好的情形，便以为自己罹患甲状腺功能亢进。千万别自己吓自己，生活节奏快、工作紧张、压力大等都可能导致手抖、心悸、多汗、焦虑、睡不好。医生在判断是否为甲状腺疾病时，还要参考其他典型症状与抽血检验结果等，所以别急着自己扮医生，要从减压、放松、慢生活做起，假如担心的症状消失了，那就恭喜了。

至于甲状腺功能减退的朋友，因为症状会慢慢出现且不甚明显，被忽略的概率远远大过错认。适当地了解自己的甲状腺，和它好好相处，你的健康会更有保障。

/ 第二章 /

原来都是甲状腺疾病惹的祸

　　甲状腺是开启身体机能的"钥匙"，一旦出现异常，身体很快就会有感觉。现代人重视生活品质且健康意识也日趋提高，随着高级健康检查日益普及，甲状腺疾病大部分都能被及早发现，即使有部分症状会与其他疾病混淆，也能通过进一步检查后确诊，得到及时治疗。

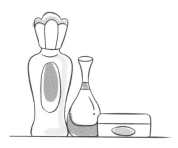

甲状腺功能亢进

艾咪美丽外表下的烦恼

乐观的艾咪每天上班都精力充沛，虽然有的同事称她为"紧张大师"，但她不以为意，总是笑口常开，一双水汪汪的大眼睛羡煞旁人。她明明是位窈窕淑女，饭量却不小，而且经常吃零食，抽屉里总是放着各式各样的饼干、方便面，可是不论她怎么吃都不会胖，这让办公室忙着减肥却老瘦不下来的女同事羡慕不已。不过艾咪并非没有"罩门"，她常常一吃完东西就跑厕所，有些嘴巴坏的同事笑她是"一根肠子通到底"。

美丽又有活力的艾咪也有烦恼。她的先生比她大很多岁，又是家中独子，结婚3年来一直想赶快生宝宝，她却始终怀不上。艾咪为此大为头痛，家族压力压得她快要喘不过气来。她回到家很累却会失眠，还不时心悸手抖，月经也紊乱难测。她认为可能是工作太忙、压力太大所致。事业稳定、收入颇丰的老公常说她只知道为老板卖命，没有力气跟他创造新生命。她想：或许……自己该辞职回家好好"造人"了。

这天，她约了老客户茱莉娅见面谈合作。谈完后，两人闲聊起来，茱莉娅发现艾咪看起来心事重重，便问她是不是有烦心事。艾咪叹口气说："唉，一直生不出孩子，压力超大。"还将自己的身体状况大概说了一遍。茱莉娅端详了艾咪一会儿，说："你大概不知道我是护理专业毕业，我建议你去检查一下甲状腺功能。"

艾咪吓了一跳，问："为什么？"

甲状腺功能亢进的症状检视

为什么茱莉娅会建议想生孩子却一直未能如愿的艾咪去检查甲状腺功能呢？二者看似八竿子打不着，其实是有联系的。我们将艾咪的状况跟甲状腺功能亢进的症状进行比对，15项竟然中了9项，看来她的甲状腺功能可能出了状况。但是这样比对判断不科学、不严谨，她最好到医院的内分泌科挂号检查，这样更保险。

📋 艾咪的甲状腺功能量表

甲状腺功能亢进的症状	原因	是否
脖子肿大	甲状腺抗体刺激所致	
容易紧张	神经系统受影响	●
容易出汗	身体散热调节机能受影响	
怕热	代谢变快所致	
心悸	心脏受影响	●
呼吸急促	代谢变快所致	
疲倦	代谢变快导致过劳	●
胃口增加却体重减轻	耗能变多的代偿作用	●
手抖	神经系统受影响	●
手部温湿	代谢变快所致	
失眠	神经系统受影响	●

甲状腺功能亢进的症状	原因	是否
大便次数增加	代谢变快所致	●
月经不规律	卵巢、子宫受影响	●
眼球突出（突眼症）	甲状腺眼病变	●
头发较细且较易脱落	代谢太快所致	
小腿胫前皮肤变粗变厚	甲状腺抗体刺激皮肤病变	
四肢抽搐麻痹甚至无力	东方男性较多有此症，钾离子与钙离子过度流失使得肌肉抽搐麻痹，甚至无力	

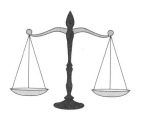

甲状腺功能正常

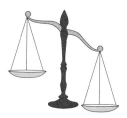

甲状腺功能异常

甲状腺功能减退

从正面看：乏善可陈。
从负面看：思考力与记忆力俱衰；声音沙哑、大舌头；变胖；血液变浓稠，脉搏虚弱；怕冷、发冷；时常感到疲倦犯困；皮肤又干又苍白。

甲状腺功能亢进

从正面看：精力充沛、开朗积极、不必减肥。
从负面看：情绪易激动，易烦躁不安；心跳加快，血压升高；怕热、易出汗，常喉咙干、口渴；突眼，眼球外露；吃多却变瘦，常腹泻；骨质变疏松；手脚发抖、无力；头发与指甲变白，皮肤却变黑。

造成甲状腺功能亢进的原因

是什么原因造成甲状腺功能亢进？简单地说，就是甲状腺功能活跃过头，甲状腺激素分泌过多，造成身体不适与功能失衡。那么又是什么原因让甲状腺激素分泌过多？

原因一：甲状腺生病了

- 葛瑞夫兹氏病，血液中有一种能刺激甲状腺的抗体，使得甲状腺分泌过多甲状腺激素，以致甲状腺功能亢进。

- 甲状腺发炎了，急性或亚急性甲状腺炎都可能使甲状腺发炎，将内部储存的甲状腺激素释放进血液，引起甲状腺功能亢进。

- 其他罕见的甲状腺瘤，如毒性甲状腺瘤，也可能引起甲状腺功能亢进。

原因二：甲状腺被动影响

- 近期曾接受过放射治疗引起甲状腺发炎，同样也会让甲状腺内部储存的甲状腺激素释放进血液，造成暂时性的甲状腺功能亢进。

- 大脑中枢的垂体因为某些原因使得促甲状腺激素分泌过量，进而刺激甲状腺分泌过量的甲状腺激素。

- 因其他原因服用过量甲状腺激素，引起甲状腺功能亢进。

- 因为其他病症必须静脉注射显影剂，进行电脑断层或核磁共振扫描检查，含碘显影剂有可能引起甲状腺功能亢进。

葛瑞夫兹氏病引发的甲状腺功能亢进

甲状腺功能亢进是甲状腺功能亢进疾病的统称，现在就让我们更深一层来了解让甲状腺功能亢进的葛瑞夫兹氏病！

葛瑞夫兹氏病

属性：与遗传有关的自身免疫性疾病。

对象：女性为主。

特征：甲状腺肿、突眼。

葛瑞夫兹氏病是以发现、研究此疾病的医生的名字命名的。葛瑞夫兹氏病是非常典型的甲状腺功能亢进疾病，也是甲状腺疾病中占比最高的疾病。

严格说来，葛瑞夫兹氏病属于自身免疫性疾病，而且跟遗传有关，其发病原因直到 20 世纪中叶才了解清楚。甲状腺中淋巴细胞制造的甲状腺免疫球蛋白，甲状腺细胞膜上的促甲状腺激素受体抗体，这群理应与侵入病菌作战的自身抗体，因为不明原因而产生故障，以致淋巴细胞出现异常，制造出的促甲状腺激素受体抗体开始变装成促甲状腺激素，积极抢占促甲状腺激素受体抗体的工作，铆起劲儿来刺激，其实说攻击更贴切。

而促甲状腺激素受体抗体，导致甲状腺分泌过多甲状腺激素，出现甲状腺功能亢进。此时，若患者做血液检查，血液中甲状腺激素就会超出正常值许多，而垂体分泌的促甲状腺激素数值却低下或正常，这样就可以确诊为葛瑞夫兹氏病了。

葛瑞夫兹氏病为遗传性疾病，通常女性罹患此病的概率更大，而且根据丹麦研究，女性患者家族中姐妹、女儿等患此病的概率是一般人的 20 倍，母亲患此病的概率则是一般人的 9 倍，至于男性患者家人患此病的概率则与一般人无异。

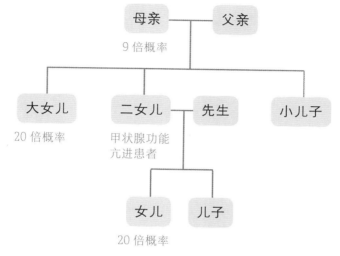

葛瑞夫兹氏病的遗传树状图

葛瑞夫兹氏病的典型症状有心悸、脉搏加速、手抖、不安、失眠、怕热、多汗、体重减轻、频频腹泻等，身体外观也会发生改变。

· 脖子肿大：甲状腺受到抗体的攻击，以致甲状腺激素过度分泌，引发甲状腺肿。

· 眼睛突出：眼睛组织亦遭抗体攻击，眼睛的纤维母细胞发炎增生，眼窝肌肉与脂肪肿胀增生，将眼球往外推挤，造成向外突出。轻微时，会让人觉得好像眼神太外露，有点儿像在瞪人；严重时，眼皮无法覆盖突出的眼球，结膜容易受风沙、阳光刺激而受伤，甚至两眼内不对称肌肉与脂肪增生，造成复视与视力受损。

对于年长的患者而言，这些典型症状不会那么明显，心悸或心律不齐、高血压、体重减轻等症状，容易与慢性病症状混淆，难以辨认；手抖、忧郁、不爱动的情况，与老年退化、失智等症状类似，容易被忽略，增加老年葛瑞夫兹氏病的辨识难度。可以留意老人的指甲，若指甲出现汤匙状、上翻或指甲边缘出现锯齿，都可能是甲状腺出状况的信号。

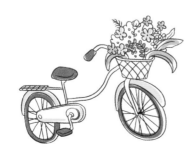

关于医生的治疗计划

治疗甲状腺功能亢进的大前提就是"过犹不及"，但宁可选"不及"。也就是说，甲状腺功能亢进与甲状腺功能减退，若要二选一，宁可让患者的甲状腺功能减退，万万不可让甲状腺功能亢进卷土重来。原因很简单，若一辆车的速度太快刹不住，当然危险；若一辆车车速不快，只要油门再踩深一点儿就可提升速度，而不会伤到车子。

✕ 甲状腺功能亢进　　　　　○ 甲状腺功能减退

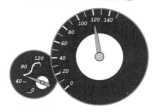 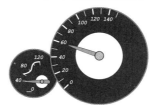

速度太快刹不住，危险！　　车速不快，油门踩深一点儿即可提速！

甲状腺功能亢进的治疗方案包括服用抗甲状腺功能亢进药物、放射性碘治疗与手术治疗，选用什么治疗方案，要根据患者的状况与需求。

✓ 服用抗甲状腺功能亢进药物

葛瑞夫兹氏病是与遗传有关的自身免疫性疾病，原则上大部分患者必须服用抗甲状腺功能亢进药物一年半到两年，并且须遵医嘱，有意识地控制含碘食物摄取量，治疗效果才会逐步显现。

有些患者会对长期服药感到不耐烦，甚至质疑治疗效果，自作主张停药。若是患者的甲状腺肿症状仍相当明显，又未遵医嘱控制含碘食物的摄取量，停药的后果就是有 50% 的复发率，不可不慎重。在用药过程中，若发生药物过敏，如出现皮肤瘙痒、风疹块等现象，请尽快向医生反映，换药或停药。

✓ 放射性碘治疗

放射性碘治疗原理就跟核电厂人员服用碘片的作用一样，就是用放射性碘与一般饮食摄取的碘，抢占甲状腺这座工厂。放射性碘因具有辐射性，进入"工厂"后会对甲状腺细胞产生一定程度的破坏，进而降低产能，让甲状腺功能亢进的症状得到缓解。放射性碘一般只需服用一次，药效非常持久，若半年后甲状腺肿仍未消退，可再追加一次。有的患者服用一次，甲状腺功能有可能转为减退，通常只是暂时性的，若半年后依然呈现减退状态，患者就必须终生补充甲状腺激素。

由于放射性碘的药效持久，患者在服用后会随着年龄增长，逐渐出现甲状腺功能减退的症状。当身体老化时，甲状腺功能也会日趋退化，所以服用过放射性碘的患者，应时时关注甲状腺功能的状况，一有怕冷畏寒、便秘、神思倦怠、肢体无力等状况，就应立即前往专科门诊就医，医生会根据实际状况给予甲状腺激素药物治疗。

从实际情况来讲，放射性碘治疗的好处有两个方面。其一，不会像手术那样在脖子上留下疤痕，伤到声带的风险很小；其二，一般只需服用一次，费用自然经济许多。至于缺点，有的患者担心"烧纸引出鬼"，惹"癌"上身。其实放射性碘的照射量，与大肠钡剂灌肠造影检查的照射线差不多，并不会惹"癌"上身。对于女性患者而言，放射性碘治疗可能会对怀孕有影响。有些患者在不知道自己怀孕的情况下接受放射性碘治疗，若胎儿已超过 10 周，其甲状腺已摄取到放射性碘造成甲状腺功能减退，建议准妈妈最好放弃这一胎。

✔ 手术治疗

葛瑞夫兹氏病是与遗传有关的自身免疫性疾病，若以手术将制造甲状腺激素的"工厂"部分切掉，虽然效果立竿见影，但很可能出现两种结果：剩余的甲状腺仍有可能分泌过量甲状腺激素，出现甲状腺功能亢进症状；或者，剩余的甲状腺无法分泌足量的甲状腺激素，从甲状腺功能亢进转为甲状腺功能减退。

手术会在颈部留下疤痕，影响美观。此外，若主刀医生经验不足，还可能有伤到副甲状腺（用于调节身体钙磷平衡）的风险，造成副甲状腺功能不足，要终身服用维生素 D 与钙片来补充血钙。若伤到控制声带的神经（喉返神经），会导致声带麻痹、声音沙哑、声量忽大忽小等。

因为手术是不可逆的治疗方式，所以事前评估与检查一定要周全，最好先以抗甲状腺功能亢进药物治疗数周，待患者状况稳定后再做手术，可以有效避免并发症。

这些症状并不只是甲状腺功能亢进的"共病"

甲状腺功能亢进的患者，在外观上有以下三大症状。

· 脖子肿大：堪称甲状腺功能亢进的主要症状。

· 突眼：很多人会注意到的症状，甲状腺抗体刺激所致。

· 小腿胫前皮肤变粗、变厚：甲状腺抗体刺激，
引起皮肤病变。

　　艾咪那双水汪汪的大眼睛虽然美丽，但其实是甲状腺功能亢进的重要信号之一，只因为是美女的大眼睛，很容易让人忽略其背后的疾病。若是一般人突眼，大家通常觉得"这人眼睛未免太有神"，或者"他干吗老瞪人啊"。严重时，可能眼睑无法完全覆盖突出的眼球，这样眼球很容易受外力伤害或感染。

　　不过，"突眼"本身就是一种疾病，即突眼症。如果艾咪两眼都突出，又有甲状腺功能亢进的其他症状，基本上可确诊为甲状腺功能亢进；如果艾咪只是单侧眼睛突出，并没有甲状腺功能亢进的其他症状，最好赶快去大医院的眼科进行检查，因为有可能眼睛长瘤了。

　　除了甲状腺功能亢进，还有哪些疾病会出现突眼症状？库欣综合征、肢端肥大症、肝硬化等病症都可能出现突眼症状，借由计算机断层成像（CT）便可鉴别。

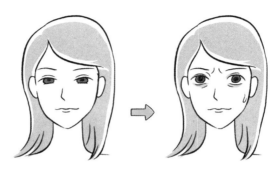

双眼突 + 甲状腺功能亢进的其他症状 = 甲状腺功能亢进
单眼突 + 无甲状腺功能亢进的其他症状 = 小心眼睛长瘤

突眼的治疗选项很多元，如患者睡觉时用高的枕头，饮食清淡，外出佩戴太阳镜，避免突出的眼球受外界刺激，若外露的眼球感到干燥，可以点人工泪液滋润。其他还有药物、手术与放射性治疗等选项，皆以减轻肿胀、眼球压力与发炎症状。最优先的选项当然是服用抗甲状腺功能亢进药物。

至于小腿皮肤的变化，因为一般人很少去注意别人的小腿皮肤，再加上造成橘皮样变化的原因不明，未必与甲状腺有关，只是刚巧在一起出现，便不在此多做说明了。

甲状腺功能减退

薇薇安的中年惊魂记

精明能干的薇薇安一直在公司挑大梁，总监的名号在业界可是响当当的。岁月在忙碌中悄悄流逝，薇薇安即将步入坐四望五的中年期。素来美貌出众的她，也跟很多即将步入中年的女人一样，一直担心青春一去不复返。

薇薇安趁着休假时，去逛百货公司化妆品专柜，拿起包装盒想看成分，却被比蚂蚁还小的字打败了，她心想：不会眼睛老花了吧？她吓得赶紧放下盒子，没心思购物了，便决定回家休息。回到家，她从客厅爬楼梯到三楼主卧室，整个人竟喘到不行，心脏怦怦地跳。坐在梳妆台前，她看着镜中的自己，不仅脸蛋浮肿，皮肤也变得比以前粗糙，头发更像稻草般干枯。她心里揣测：天啊！会不会是更年期到了？她不禁想到最近坐在办公室里总觉得空调的冷气超冷，厚厚的毛衣外套不离身，就连月经也不调了，当时就怀疑更年期上身。

这天，公司为一级主管安排高级健康检查，薇薇安进行心脏彩超检查后，医生说她有心包膜积水现象，须住院做进一步的检查。最后证实，这是甲状腺萎缩导致甲状腺功能长期减退所引起的症状。原来不是更年期，而是甲状腺出状况，这让薇薇安一时既惊讶又困惑……

甲状腺功能减退的症状检视

薇薇安为什么既惊讶又困惑？这是因为她从来没有听说家族里有甲状腺疾病病史，自己怎么会"中奖"？身体出现哪些征兆是甲状腺功能减退的信号？让我们来了解一下。

📋 薇薇安的甲状腺功能量表

甲状腺功能减退的症状	桥本甲状腺炎	其他疾病造成甲状腺功能减退	呆小症	新生儿（3～6个月）
颈部肿胀	●			
甲状腺结节	●			
容易流汗	●			

甲状腺功能减退的症状	桥本甲状腺炎	其他疾病造成甲状腺功能减退	呆小症	新生儿（3～6个月）
舌头肿胀	●			
声音沙哑	●			
听力减退				
皮肤干燥	●			●
头发干粗	●			
心跳缓慢	●	●		
脉搏虚弱	●	●		
喘不过气	●			
体重增加或减轻	●			
身体浮肿	●			
肌力衰退	●			●
便秘	●			●
畏寒怕冷	●			

（续表）

甲状腺功能减退的症状	桥本甲状腺炎	其他疾病造成甲状腺功能减退	呆小症	新生儿（3～6个月）
容易疲倦、犯困，精神不佳，记忆力减退	●			
婴幼儿时期出现眼距宽、鼻宽、唇厚等脸部特征；特殊脸型			●	●
手脚较同龄人短			●	
智力较低			●	
促甲状腺激素分泌正常				
甲状腺激素分泌不足		●		
后囟门大				●
肚脐疝气				●
难喂食				●

造成甲状腺功能减退的原因

甲状腺功能减退是甲状腺激素分泌不足或甲状腺激素的作用减弱引起的全身性低代谢综合征，是什么原因造成甲状腺激素分泌不足？

原因一：甲状腺生病了

- 桥本甲状腺炎，为自身免疫系统引发的长期甲状腺慢性发炎现象，以致甲状腺功能减退。

- 由于先天性的甲状腺异常，如甲状腺萎缩、甲状腺太小、异位甲状腺等，无法正常制造甲状腺激素，以致新生儿罹患呆小症。及早发现给予治疗，婴幼儿有机会回归正常发育轨道。

原因二：甲状腺被动影响

- 脑部的脑垂体或下丘脑生病，以致促甲状腺激素分泌不足，造成甲状腺功能缺陷。

- 治疗其他疾病影响甲状腺功能，如葛瑞夫兹氏病、使用抗甲状腺药物、放射性碘治疗、头颈部电疗等，都可能使甲状腺功能减退。

怀孕 1 ～ 3 个月期间，胎儿的甲状腺会开始发育，在怀孕中期，胎儿便可通过自身的甲状腺制造甲状腺激素，促进自身发育与成长。如果甲状腺发育不良，或者婴儿出生时甲状腺未能如期自舌根部降至颈部，或者降位太过跑到胸腔，都有可能导致甲状腺无法发挥原有功能，之后出现甲状腺功能减退。

婴儿出生后 3 ～ 6 个月，如果出现特殊脸型、大舌头、后囟门大、肚脐疝气、肌肉张力弱、便秘，而且难以喂食，基本上有甲状腺功能减退的问题。如果问题发现较早，只要给予适当治疗，婴儿的身体发育仍有机会追上正常进度。

新生儿一出生时，就会做促甲状腺激素测定。有一点要特别注意，甲状腺功能减退会造成中枢神经发育不全，这是不可逆的损伤，因此最好为新生儿进行后续相关复检，以便及早发现，及早治疗。

哪些疾病会引发甲状腺功能减退

甲状腺功能减退是甲状腺功能减退疾病的统称，即造成甲状腺激素分泌不足的疾病。现在让我们深入地了解一下这些让甲状腺功能减退的疾病。

桥本甲状腺炎

属性：与遗传有关的自身免疫性疾病。

对象：25～40岁女性为主。

特征：弥漫性甲状腺肿，可能有甲状腺功能亢进或甲状腺功能减退的症状。

桥本甲状腺炎属于自身免疫性疾病，而且跟遗传有关，发病原因于1912年由日本的桥本策医生发现，当时被称为"淋巴瘤性甲状腺肿"，因为通过显微镜观察，患者的正常甲状腺滤泡组织被淋巴结样貌的组织所置换。也就是说，免疫细胞出现紊乱，淋巴细胞将正常的甲状腺滤泡细胞视为入侵的异类，因而发动攻击，导致甲状腺出现发炎现象。

此时，甲状腺原本储存的甲状腺激素大量释出，暂时出现"甲亢"现象，破坏时间一久，甲状腺激素的分泌量就会下降。这时大脑接收到甲状腺激素不足的信息，就会分泌促甲状腺激素，促使仍保有正常功能的部分甲状腺努力分泌足够的甲状腺激素，让血液中的甲状腺激素维持在许可的浓度。可是发炎现象若未能改善，促甲状腺激素又拼命分泌，必定会毁坏甲状腺，造成功能减退的结果。等到患者产生强烈的病识感受时，通常甲状腺功能减退已对身体造成明显影响。

根据日本伊藤医院的数据，桥本甲状腺炎多发于25～40岁的女性，发生概率是男性的30倍。至于儿童，基本上没有相关病例。值得注意的是，甲状腺激素分泌不足是桥本甲状腺炎的主要症状之一，也可能出现相反的状况，少数患者会出现甲状腺激素分泌过多的症状。医学界好奇，桥本甲状腺炎与葛瑞夫兹氏病这类与遗传有关的自身免疫性疾病之间到底有什么神秘的关联？有时这两种病产生的"互换式"结果，增加临床上确诊的难度，这一点须特别注意。

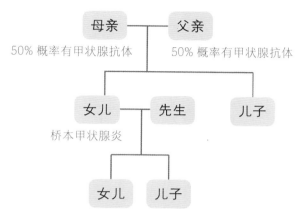

桥本甲状腺炎的遗传树状图

　　家族中桥本甲状腺炎患者以女性居多。若女性甲状腺功能正常，则不会对生育造成影响；若甲状腺功能出现异常，则有可能造成不孕；若怀孕期间发生甲状腺肿、甲状腺功能减退的症状，产后极有可能恶化，须特别注意。

呆小症

属性：甲状腺本身问题。

对象：胎儿和婴幼儿。

特征：两眼距离较宽，嘴唇较厚，鼻子较
宽，手脚与同龄儿童相比较短，腹部
较突等。

呆小症是因为甲状腺先天性异常，或是不明原因无法分泌甲状腺激素，属于先天性甲状腺功能减退。罹患此症的婴儿除了外形上的症状，内脏与智力发育都会不足。呆小症必须通过新生儿筛检才能及早发现，新生儿于出生 4 ～ 6 日必须接受先天性代谢异常等检查，才能早发现早治疗，让宝宝以最快的速度回归正常发育的轨道。

关于医生的治疗计划

甲状腺功能减退若是由甲状腺激素分泌不足引起的，服用甲状腺激素即可改善病情。由服用抗甲状腺功能亢进药物引发的甲状腺功能减退，须在医生指导下停用相关药物。有缺血性心脏疾病的"甲减"患者，应遵从医生的治疗计划，采用逐步增加药量的方式，避免心脏病情加重。

桥本甲状腺炎的治疗方案

✓ 服用甲状腺激素治疗

桥本甲状腺炎并非都会引发甲状腺功能减退，如果有此症状出现，可服用甲状腺激素治疗；若并未引发甲状腺功能减退，仅出现甲状腺肿症状，依然可以服用甲状腺激素来抑制。后者是否需要长期服用甲状腺激素？建议患者定期复查，不一定要终生服药。但若受限于环境或工作，无法定期复查，只能通过长期服药预防。若桥本甲状腺炎已引起长期甲状腺功能减退，而且逐年严重，就得长期服用甲状腺激素了。

✓ 服用肾上腺皮质激素治疗

桥本甲状腺炎是与遗传有关的自身免疫性疾病，患者可能需要服用肾上腺皮质激素，治疗效果不错。只是如果长期服用，难以避免青春痘、骨质疏松、高血压等副作用。

　　此外，停经后的女性患者要注意甲状腺激素的剂量，以免服用过量导致加速骨质疏松。

呆小症的治疗方案

✓ 服用甲状腺激素治疗

　　呆小症需要给予适量的甲状腺激素治疗，同时需要家长带宝宝定期复查以调整剂量，确保宝宝的智力、身高、体重、骨骼与脏器的发育回归正常。若是新生儿的中枢神经发育受到影响，可能会对宝宝发育造成不可逆的伤害。

结节性甲状腺肿与甲状腺癌

廖伯与林叔的天堂与地狱

林叔退休后回到家乡，重返童年时的农村生活。他常笑着说自己是个不折不扣的农夫，被困在台北的金融圈 40 年，终于"放虎归山"，天天在田园里抓虫、拔野草，好不快活！同村的廖伯跟林叔是同学，中学毕业后就一直留在村里务农，一身黝黑的皮肤、粗壮的体格，是个与土地拼搏了一辈子的庄稼汉。

自从林叔退休后，每年中秋节孩子都带着孙子回到村里。这次两家人约了一起在晒谷场烤肉。廖伯的大儿子为两位老人倒了热茶，举杯敬林叔，忽然发现林叔的脖子上长了个东西，喝茶时还会随着吞咽上下移动。他便开口问道："林叔，您的脖子何时长了个东西？"他还请林妈妈过来瞧瞧，又回过头来看廖伯，说："爸，您的脖子本来就粗，怎么从过年到现在，好像更粗了？"两位老人听了廖伯大儿子的话面面相觑；会不会是甲状腺出了问题？于是廖先生立刻用手机上网，帮两位老人在台北大医院挂了内分泌及新陈代谢科。

半年后，两家人又聚在村子里准备一起过年，这时林叔的脖子已经恢复正常，但是廖伯却永远缺席了。林叔眼眶含着泪说："同样是甲状腺肿，为什么我好了，廖兄却走了？到底是为什么？"

甲状腺癌的症状检视

从医生的专业角度来判断，林叔应该只是结节性甲状腺肿，因为他喝茶时肿块会随着吞咽上下移动，到医院做穿刺检查，就可以知道是良性还是恶性，通常良性居多。

至于廖伯可能本身脖子就属于粗壮型，而且从年轻时就长期在农田里劳作，脖子显得更强壮结实，因此不容易看出脖子是否有肿大现象。脖子肿大是很缓慢的进程，只有在突然或持续肿到很大时才会被发现。廖伯到了老年时，脖子才突然快速肿大，通常都不会是好消息，如果确诊是甲状腺癌中比较恶性的未分化癌，往往只剩下 6 ～ 8 个月的寿命。

📋 廖伯和林叔的甲状腺癌检视表

A.结节性甲状腺肿	B.甲状腺癌	林	廖
脖子肿大，可摸到肿块，一段时间后无变化或微微长大	同左，但也有可能短期内快速长大	A	B
肿块为单一或多个		同	
肿块随着吞咽上下移动	肿块跟周围组织粘连，不易移动	A	B
甲状腺功能通常正常，除非肿瘤压迫到破坏正常组织		同	
外形：圆圆的，表面光滑	外形：不规则，表面不光滑	A	B
触摸：质地较软	触摸：质地较硬	A	B
彩超检查：囊肿、胶体肿或单纯性结节等	彩超检查：星状钙化、边缘不清、中心血流丰富或复杂性结节等	A	B

第二章　原来都是甲状腺疾病惹的祸

结节性甲状腺肿就是甲状腺出现肿块，有时是单一性结节，有时是多发性结节，这些肿块会随着吞咽上下移动；如果不会随之移动，可能要考虑的不只是甲状腺，还有淋巴腺肿的问题了。

结节性甲状腺肿有可能是因为良性甲状腺瘤、恶性甲状腺癌，甲状腺癌在医学界素有"最不像癌症的癌症"之称。女性患此病的概率依然大于男性，大多在 40 岁过后发病。因为手术预后都还不错，或是长大进程极缓，往往与患者和平共存终老，不会成为致命的病因。但甲状腺癌并非全为善类，也有难缠、难搞的，不得不防。

造成结节性甲状腺肿的原因

结节性甲状腺肿有可能是甲状腺里面某个地方出血了，或是遭到细菌或滤过性病毒感染。而罹患急性或亚急性甲状腺炎，有可能是出现良性甲状腺瘤或恶性甲状腺癌。以上都有可能导致突出颈部表面、肉眼可见、可触摸的结节肿块出现。

若只是甲状腺内部出血，这类型结节里几乎都是出血的组织液，也有的是因为其他原因而充满黏稠的胶体，若是发炎造成的，还可能伴随红肿、热痛。不过出血、发炎等通常并不会对甲状腺功能造成影响，经过适当的治疗即可恢复健康。要弄清楚结节性甲状腺肿是良性还是恶性，甲状腺穿刺检查是简便且准确度高的确诊方式。

深入了解甲状腺癌的种类

恶性的甲状腺癌主要有四种，最常见的是乳突癌，其次是滤泡癌，二者都有生长缓慢的特性。因为它们长得慢，所以为患者争取到发现与治疗的空间，把对身体的危害降到最低。另外两种较少见，分别是与遗传有关的髓质癌，以及恶性重大的未分化癌。

甲状腺滤泡癌会在两种情况下被发现，一种是结节性甲状腺肿大到足以被发现的尺寸；另一种是癌细胞发生转移，往上进到脑部、往下进到肺部，或钻进骨骼里出现症状而被发现。甲状腺滤泡癌扩散至骨骼，往往会造成骨折，经过切片检查后，才赫然发现甲状腺滤泡癌细胞现身其中，这时才确认是甲状腺滤泡癌在作祟。

如果说甲状腺癌是"最不像癌症的癌症"，那恶性重大的未分化癌绝对是个例外。未分化癌虽然罕见，但生长快速，特别爱找上年过六旬的人。许多人天生脖子比较粗壮，因此对脖子肿大的敏感度不高，等到年纪大了，脖子加速变粗，这时家人才觉得有点儿不对劲儿。去医院检查，发现是未分化癌时，往往只剩下 6 ～ 8 个月的时间，即使手术治疗，效果也不佳。它是甲状腺癌里最棘手的家伙。

📋 甲状腺癌的分类

甲状腺癌	属性	对象	特征	恶性程度
乳突癌	原因不明，遗传、病毒感染、环境因素皆有可能导致	女性为主，40 岁以后发病率上升	肿块硬而表面不规则	★
滤泡癌	原因不明，遗传、病毒感染、环境皆有可能导致	女性为主，40 岁以后发病率上升	肿块软而有弹性	★
髓质癌	可能与遗传有关	女性为主，40 岁以后发病率上升	多发于大淋巴腺附近，容易转移	★ ★
未分化癌	原因不明，遗传、病毒感染、环境皆有可能导致	女性为主，40 岁以后发病率上升	颈部结节疼痛	★ ★ ★ ★ ★

关于医生的治疗计划

结节性甲状腺肿有可能只是单纯的出血、发炎相关疾病，或是甲状腺癌的症状之一或过渡。甲状腺穿刺检查，可以帮助医生厘清病情，提出最佳治疗方案。

结节性甲状腺肿的治疗方案

✓ 服用甲状腺激素

治疗结节性甲状腺肿，可以尝试以甲状腺激素抑制垂体分泌促甲状腺激素，使其不再继续肿大。若是这样治疗仍无法阻止继续肿大，有可能是结节里面出血或者发炎所致，最坏的状况就是长了恶性瘤。

✓ 将囊肿里的液体抽出

如果经检查发现只是单纯的出血性囊肿、胶体肿，可以用针筒将囊肿里的液体抽出，结节自然会消下去。若里面的出血状况仍然存在，结节就会再大起来。医生通常会在抽完血水后，用纱布定点压迫，以防止继续出血。

甲状腺癌的治疗方案

✓ 手术

通常手术是大部分患者认定的首选治疗方案，希望将癌细胞彻底消除干净。若手术仅将病灶切除，而未将甲状腺全部拿掉，幸运的患者可能就此一辈子平安到老；不幸的患者有可能癌症复发。所以建议患者术后最好遵医嘱定期复查，最好每半年回医院做肿瘤标记测定，至于 CT 扫描、X 线等检查就要看主治医生的要求。

✓ 碘 -131 治疗

碘 -131 治疗也就是放射性碘治疗，服用放射性碘，甲状腺摄取后将癌细胞杀死。这种疗法适用于分化较好的乳突癌与滤泡癌，其他甲状腺癌与分化较不理想的乳突癌可能治疗效果并不好。

此外，放射性碘治疗也会在手术后运用，借此消除手术力有未逮的局部转移与远端转移。放射性碘治疗会造成甲状腺功能减退，必须终身服用甲状腺激素，患者心里要有所准备。此疗法的副作用包括腮腺炎、甲状腺发炎，还有可能引发甲状腺功能亢进。若出现腮腺炎，不妨喝点儿柠檬汁或嚼口香糖，可以舒缓不适；若甲状腺发炎，出现甲状腺功能亢进，请尽快告知主治医生，医生会开药，让症状缓解。

✓ 电疗与化学治疗

如果罹患的甲状腺癌是未分化癌或癌细胞已转移，以致无法以手术方式消除干净，放射性碘疗法也不适用，就要考虑用电疗。电疗有可能出现皮肤发炎、颈椎坏死的副作用。

以上治疗方案效果不佳或不适用时，就要采取化学治疗，即抗癌药物治疗，大约有 50% 的患者病情会得到改善。化疗的副作用是呕吐、手脚麻木，以及暂时性的白细胞减少、掉发与骨头酸痛。

罹患甲状腺癌，最重要的就是配合医生的治疗计划，除了恶性重大的未分化癌，其他甲状腺癌只要充分配合医生，定期复查，一般预后都比较好。

孕期甲状腺疾病

姗姗的怀孕经历

姗姗因为家族遗传性的甲状腺功能亢进，婚后一直不敢怀孕。在先生的支持下，姗姗做了切除部分甲状腺的手术，终于不再眼突、心悸、常冒汗了。可是世间事往往有一好没两好，数月后姗姗出现声音沙哑、便秘、畏寒、疲倦、嗜睡、体重增加、反应迟缓等症状。回诊时，医生诊断这是甲状腺功能减退的症状，她须终身服用甲状腺激素，不过甲状腺功能总算恢复正常。

没多久，姗姗如愿怀孕，没想到在怀胎七个半月时，人突然很不舒服，赶紧叫救护车送到医院，发现胎儿的心跳竟然每分钟超过 150 下。医生虽然尽力抢救，但还是没能救下宝宝，通过 X 线检查，医生发现胎儿的成熟度竟达八个半月。有了第一胎的惨痛教训，姗姗怀二胎时特别注意腹中宝宝的心跳，尽管生的是"甲亢"宝宝，但经过医生的甲状腺药物治疗，如今宝宝发育正常，是个百分之百健康的宝宝。

甲状腺疾病患者怀孕的状况检视

甲状腺疾病的高发生率人群为女性。由于女性的生殖系统与内分泌系统比男性更为复杂，所以甲状腺功能正常与否，对女性的影响更大。月经不规律、不易怀孕、容易流产、胎儿畸形甚至不孕等，都有可能是甲状腺功能异常所致。

尤其生育期女性，若月经不规律、一直不孕，建议前往医院检查甲状腺功能。很多女性都有月经紊乱、月经疼痛的困扰，若是月经不来报到，甲状腺功能异常的可能性很大。甲状腺功能减退、甲状腺功能亢进与甲状腺激素代谢异常，都可能导致月经不来。

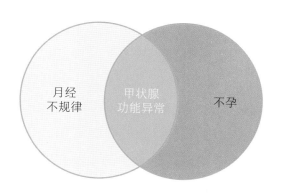

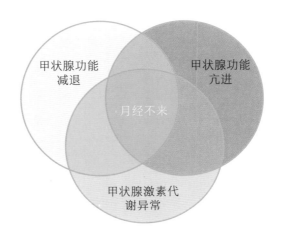

甲状腺疾病与女性主要的关联是在月经与怀孕（包含不孕、怀孕与产后）期间，甲状腺功能是否正常以及甲状腺激素分泌得过犹不及是关键。

一般时期

女性进入青春期，垂体会周期性分泌促性腺激素，推动脑垂体合成促卵泡激素与促黄体生成素，并周期性释放出来，促使卵巢加紧滤泡生长，展开雌激素的制造，进而促成促黄体生成素大量分泌完成排卵，形成黄体并分泌黄体酮。如果此时卵子没有完成受精，则黄体无功而萎缩，黄体酮、雌激素锐减，白忙一场的子宫便将为受精卵着床准备的丰厚内膜排出，形成月经。

当甲状腺功能异常时，女性的月经会马上受到影响：

- **甲状腺激素分泌不足**

　　月经量大增，两次月经间会出现不正常出血，若置之不理，很可能使月经周期紊乱到丧失周期性，出血变得更加严重。

- **甲状腺激素分泌过量**

　　月经很可能变少甚至消失，容易导致不孕。若不及时治疗，即使侥幸怀孕，也可能发生高危妊娠而早产或流产。

📋 女性的甲状腺功能异常时会出现哪些症状

甲状腺功能亢进	甲状腺功能减退
月经少或无月经	月经量特别多或无月经，两次经期间有出血情况
心悸	声音低沉沙哑
手抖	精神萎靡
失眠	乳头异常地挤出乳汁（与催乳素上升有关）
怕热	怕冷
排便频率增加	便秘

怀孕时期（包含不孕、怀孕与产后）

• 甲状腺激素分泌不足

若状况轻微，还有怀孕的机会，但若无医生协助治疗，很可能在怀胎 3 个月时流产或发生死胎现象。若状况严重，导致月经周期紊乱到丧失周期性，出血变得更加严重，想要怀孕自然难上加难。

• 甲状腺激素分泌过量

甲状腺功能亢进的女性，月经会变少甚至消失而导致不孕。若不及时给予抗甲状腺药物治疗，即使侥幸怀孕，也可能早产或流产。若接受药物治疗，让"甲亢"症状得到缓解、甲状腺功能趋于正常，便可放心怀孕了。

哪些甲状腺疾病会影响月经与生育

甲状腺能否正常分泌甲状腺激素，与女性月经、怀孕有极为密切的关系。

葛瑞夫兹氏病是非常典型的甲状腺功能亢进症，在甲状腺疾病中占比最高。患此病的女性受孕概率降低，一旦怀孕务必配合医生定期复查，监测怀孕期间的甲状腺激素变化，而且生产后也不能松懈，以免病情反复，甚至突然加重。

患桥本甲状腺炎的女性，如果发炎危机未解除，加上甲促素过量分泌，必定会影响甲状腺正常功能，出现甲状腺功能减退症状。从怀孕到生产，患者的甲状腺功能会在正常、亢进与低下间持续变化，须时时留心，务必定期复查，以确保甲状腺运作正常。

关于医生的治疗计划

治疗甲状腺功能亢进的大前提，依然是"过犹不及"宁可选不及，也就是压低甲状腺功能。

葛瑞夫兹氏病的治疗方案

✓ 服用抗甲状腺功能亢进药物治疗

原则上大部分患者必须服用抗甲状腺功能亢进药物，准妈妈服用这类药，要控制好剂量。虽然药力很少会穿透胎盘，但如果剂量太大，抗甲状腺功能亢进药物还是有可能通过胎盘对胎儿造成些许影响，使胎儿甲状腺肿，甚至出现甲状腺功能减退。所以医生在开药时会视孕妇的状况给予最适合的剂量，避免对胎儿的甲状腺功能产生抑制作用。这一点必须特别注意。

✓ 手术治疗

当患者服用的抗甲状腺功能亢进药物剂量过大时，为保证胎儿正常发育，手术是改善病情的有效解决方案，但必须到怀孕中期方可进行。

桥本甲状腺炎的治疗方案

✓ 服用甲状腺激素治疗

针对怀孕期间的女性患者，医生会开成分稳定的人工合成甲状腺激素，目的是让准妈妈的甲状腺功能稳定，使孕程顺利。服用甲状腺激素不会影响胎儿发育。

自身免疫性甲状腺疾病的女性患者请注意

上述葛瑞夫兹氏病与桥本甲状腺炎皆属自身免疫性甲状腺疾病，顾名思义，即自己身体内出现了不该有的甲状腺抗体。

甲状腺抗体主要有三种：

- 促甲状腺激素受体抗体（TSHR Ab）分为刺激型与抑制型，会不正常地刺激或抑制甲状腺的分泌。

- 甲状腺过氧化物酶抗体（TPO Ab），慢性破坏甲状腺本体，抑制甲状腺激素合成，最终导致甲状腺功能减退。

- 甲状腺球蛋白抗体（Tg-Ab），慢性破坏甲状腺本体，抑制甲状腺激素合成，最终导致甲状腺功能减退。

葛瑞夫兹氏病与桥本甲状腺炎可能同时拥有上述抗体，只是孰强孰弱而已，然而引发的病况与患者的命运大不同。

- 甲状腺抗体对女性生育与未来孩子的甲状腺健康会产生间接影响，以 TSHR Ab 与 TPO Ab 最具代表性。

- 怀孕时，母体对甲状腺激素需求增加，具有强阳性 TPO Ab 的孕妇，更易发生甲状腺功能减退。

- TPO Ab 可能会影响胎盘功能，强阳性 TPO Ab 的孕妇即使甲状腺功能正常，也容易有流产、死胎、早产和胎儿发育异常等风险。患者做试管婴儿，失败率会比较高。此外，患者生产后也容易发生产后甲状腺炎。

- TSHR Ab 分为刺激型与抑制型两种，会通过胎盘影响胎儿的甲状腺功能，新生儿有可能发生"甲亢"或"甲减"。这不是孕妇在孕期服用抗甲状腺功能亢进药物或甲状腺激素影响的，这跟大众一般的认知是不同的，需要厘清。

患有甲状腺功能亢进或甲状腺功能减退的孕妇，孕期要配合医生的治疗并定期复查，稳定的甲状腺功能有助于顺利地怀孕与生产，治疗的药物不会影响胎儿的发育。但是甲状腺抗体可能会影响新生儿的甲状腺功能，所以新生儿筛检都会检验促甲状腺激素，提早诊断，以防影响新生儿后续的发育。

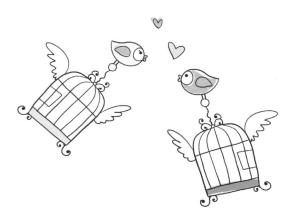

甲状腺破坏性发炎

茱莉非典型感冒的困惑

茱莉持续发烧好几周，一按压喉咙就会痛，她想：应该是感冒了吧！可是，除了喉咙痛，痛感还往上蔓延到耳朵与腭骨，却完全没有咳嗽也没有痰，症状这么不典型，算哪门子感冒？她本以为多喝水、多休息就会自行好转，但"感冒"拖太久了，倦怠、肌肉与关节酸痛通通上身，最后茱莉决定还是去医院挂号。她先挂内科看感冒，但医生不清楚她为什么会发烧，只好让她住院。几经检查后依然查不出原因，主治医生伤透脑筋。这天，医生来巡房，他仔细端详茱莉，又摸了摸她的脖子，然后脸上流露出恍然大悟的表情……

患者甲状腺发炎的状况检视

医生到底在茱莉的脖子上摸到了什么？她的甲状腺肿起来了。接下来，医生让内分泌及新陈代谢科医生来诊治，果然茱莉患了亚急性甲状腺炎。确诊后事情就好办了，医生立刻开药。茱莉的喉咙很快就不痛了，脖子消肿了，体重不再往下掉，倦怠、怕冷、肌肉与关节酸痛等症状都消失了，也不用住院了。接下来 3 个月只要定期复查，确认一切都恢复正常即可。这场"非典型感冒住院记"终于圆满画上句号。

甲状腺发炎的症状

亚急性甲状腺炎	备注
持续发烧	—
按压喉咙会痛	
甲状腺变硬且肿	
心悸	甲状腺功能亢进的症状
喘不过气	
倦怠	甲状腺功能减退的症状
发冷畏寒	
情绪低落	

亚急性甲状腺炎	备注
心悸	甲状腺功能亢进的症状
喘不过气	
多汗	
体重下降	
浮肿	甲状腺功能减退的症状
畏寒	
体重增加	

什么原因会引起甲状腺发炎

甲状腺因受到病毒感染或其他原因都可能出现发炎症状，导致滤泡细胞被破坏，而让储存其中的甲状腺激素渗漏，使血液中的甲状腺激素大量增加。若不及时治疗，任凭库存的甲状腺激素渗漏外泄，初期会出现甲状腺功能亢进的症状，待库存大量流失，以致低于安全值，就会出现甲状腺功能减退的症状。

亚急性甲状腺炎

属性：滤过性病毒感染，可能与遗传或甲状腺抗体有关。

对象：女性为主。

特征：上呼吸道感染后，持续发烧可达数周，甚至出现甲状腺肿且按压会疼痛，一开始可能会出现甲状腺功能亢进现象。

亚急性甲状腺炎是感染滤过性病毒，使甲状腺滤泡遭到病毒破坏，相关细胞出现浸润、轻微化脓与纤维化的症状。潜伏期数周，称作"亚急性"，是介于急性（数日发作）与慢性（一个月以上发作）之间才发作的。因为甲状腺发炎，碘摄取功能受到破坏，造成储存其中的甲状腺激素释放到血液中，出现甲状腺功能亢进的症状。

一般患者会先出现上呼吸道感染、甲状腺疼痛的症状，而肿大会从单边延伸到另一边，触摸时会疼痛。起初患者以为是感冒引起的喉咙痛，渐渐疼痛感会从颈部往上蔓延至耳朵与腭骨。患者会有发烧、畏寒，以及感到倦怠、肌肉与关节酸痛等症状。很多患者都会认为这就是感冒，只要多喝水、多休息就会好，而忽略伴随出现的心悸、发抖、怕热、紧张与频频大便等甲状腺功能亢进的明显症状。延误就医或没有及时诊断出来的结果，就是发烧持续达数周未见好转。

　　亚急性甲状腺炎的症状不仅容易与感冒混淆，也很容易与细菌感染所致的急性化脓性甲状腺炎、慢性甲状腺炎、葛瑞夫兹氏病、放射性碘治疗后引发的甲状腺炎、甲状腺结节出血、甲状腺癌的症状混淆。若无法及早确诊，就会拖延病情而多受罪，若是甲状腺癌，还可能延误黄金治疗时机。所以如有怀疑，要通过甲状腺穿刺检查确诊。

无痛性甲状腺炎

属性：原因不明的甲状腺激素渗漏。

对象：女性为主。

特征：初期有类似甲状腺功能亢进现象，过
　　　一段时间后出现甲状腺功能减退现象。

患了亚急性甲状腺炎，患者会有喉咙痛、按压痛等症状，而患了无痛性甲状腺炎，患者无痛，验血也正常，所以常会与葛瑞夫兹氏病混淆。由于患了无痛性甲状腺炎后甲状腺对碘的摄取趋近于零，这与患了葛瑞夫兹氏病后甲状腺很容易摄取碘大相径庭，因此只要加做放射性碘摄取率检查，就能让无痛性甲状腺炎现形了。

关于医生的治疗计划

甲状腺炎一经确诊就很好治疗了，患者只要好好配合医生，按时服药、定期回诊，以检视疗效调整用药量，几乎都能痊愈，鲜有复发。

亚急性甲状腺炎的治疗方案

✓ 对症下药，使甲状腺消炎

通常亚急性甲状腺炎因症状与感冒、甲状腺结节出血、急性化脓性甲状腺炎、慢性甲状腺炎、葛瑞夫兹氏病与甲状腺癌等的症状重叠，容易误诊，所以建议应征询第二、第三意见，以免造成严重后果。如误判为甲状腺癌而手术切除，造成永久性甲状腺功能减退，必须终生服药。

亚急性甲状腺炎只要确诊，治疗 3 ～ 6 个月即可让甲状腺功能恢复正常。因发炎引起的暂时性的甲状腺功能亢进症状，只要消炎了就会渐渐恢复正常功能，不用太过担心。若刻意采取积极性治疗手段，虽然可以在短时间内快速消除暂时性的甲状腺功能亢进，却可能导致甲状腺功能减退。

无痛性甲状腺炎的治疗方案

✓ 对症下药，使甲状腺消炎

与亚急性甲状腺炎的治疗方案类似，无痛性甲状腺炎也要针对发炎对症下药，当发炎状况改善后，甲状腺功能就会渐渐恢复正常。治疗时间为 1 ～ 3 个月，最多不会超过半年，患者只需耐心配合治疗，就可以让甲状腺慢慢回到正轨。患者切勿骤然停药，中断回诊，否则只会让病情反复，拖长复原期。

不建议针对甲状腺功能亢进或减退的症状进行太过积极的治疗，以免过犹不及，让患者多受罪。有些患者太过心急，力求速效，一直要求医生给予过于积极的治疗，这样真的对身体不好，医生会很为难。当发炎症状得到改善后，患者只要遵医嘱，定期回院检查甲状腺激素数值即可。

老年人的甲状腺疾病

王姥姥的伪失智历险

　　王姥姥退休后一直跟女儿、女婿住，帮忙照顾两个活泼可爱的外孙，每天跟前顾后虽然很累，但外孙时时刻刻把"姥姥"挂在嘴边，让王姥姥忙得很开心。现在两个外孙都上初中了，王姥姥不必再像以往那样忙接忙送，终于可以轻轻松松地享受属于自己的退休人生。

　　可是女儿、女婿觉得王姥姥的状态有点儿不太对劲儿。才过完七十大寿的王姥姥，仿佛一夜之间加速老化，整个人像脱水似的，皮肤干瘪发皱，头发虽然定期去染也掩不住干枯与稀疏。更糟的是，王姥姥成天坐在电视机前打盹，哪儿也不想去，而且行动愈来愈迟缓，记忆力更是坏到不行。他们担心：妈妈是不是踏上老年失智的不归路了？

　　这个周末晚上，全家人在家里看电视，王姥姥看起来昏沉沉的，呼吸不仅慢而且重浊，叫她也不太有反应。女婿悄悄跟老婆说："妈看起来不太对劲儿，要不要带她老人家去急诊？"女儿点点头："我也觉得不太妙。"医生帮王姥姥看诊，老人确实行动、说话、反应都很迟缓，表示这些都是常见的老化现象。

女婿却不以为意，因为王姥姥几乎都处在昏沉状态，意识愈来愈不清醒，难道真的只是失智吗？基于谨慎起见，急诊医生请来神经科医生会诊。检查发现，王姥姥的关节、肌腱反应都太慢，两位医生讨论后一致认定是甲状腺功能减退惹的祸，立刻给予甲状腺激素治疗。于是，王姥姥意识逐渐好转，持续治疗数天，她终于变回活力满满的模样。

老年甲状腺疾病患者的状况检视

60 岁后步入老年，身体老化状况日益明显，偏偏这些老化现象很容易与甲状腺疾病的症状混淆，让家人难以分辨家中长辈到底是自然老化，还是另有疾病作祟。

为什么特别将甲状腺疾病提出来说明呢？主要是因为这是一本讲甲状腺疾病的专业书，更重要的是，老人患了甲状腺疾病后，其症状有点儿"非典型"，若是拿一般甲状腺功能异常的标准症状来检视，就难以发现。

老年人的甲状腺异常检视表

📋 甲状腺功能亢进的症状

一般症状	超过60岁者可能会出现的症状
脖子肿大	
容易紧张	
焦虑	★ ★ ★
过度流汗	★
皮肤湿热	★ ★ ★ ★ ★
怕热	★ ★
心悸	★ ★ ★ ★
心绞痛	★
心房纤维颤动	★ ★
呼吸急促、喘不过气	★ ★ ★ ★
躁动不安	★ ★
表情呆滞	★
疲倦	★ ★ ★
胃口增加	★
体重减轻	★ ★ ★ ★

一般症状	超过60岁者可能会出现的症状
手抖	★
失眠	★
大便次数增加	★ ★
眼球突出（突眼症）	★
头发较细且较易脱落	★
小腿皮肤变粗糙	★
肌腱反射快速	★ ★

📋 甲状腺功能减退的症状

一般症状	超过60岁者可能会出现的症状
颈部肿胀	★ ★
舌头肿胀	★
声音沙哑	★
皮肤干燥	★
脉搏虚弱	★ ★
喘不过气	★ ★
体重增加，身体浮肿	★ ★ ★
肌力衰退或肌腱反射消失	★ ★ ★

一般症状	超过60岁者可能会出现的症状
畏寒怕冷	★
容易疲倦	★ ★ ★
容易困乏	★ ★ ★
记忆力减退	★ ★ ★ ★
行动、思考、反应明显愈来愈迟缓	★ ★ ★ ★

老年时期的甲状腺疾病分为甲状腺功能减退与甲状腺功能亢进，皆属甲状腺功能异常。当然也会有甲状腺功能正常，却有甲状腺肿的状况。

甲状腺功能减退

- 自身免疫性甲状腺炎：甲状腺因为甲状腺抗体的作用而肿大或萎缩。

- 曾经罹患甲状腺功能亢进，采取手术或放射性碘治疗的患者，到了老年时甲状腺功能减退的症状就会特别明显。

甲状腺功能亢进

- 葛瑞夫兹氏病：甲状腺因为甲状腺抗体的作用而肿大。

- 毒性结节性甲状腺肿：大多曾服用过含碘药物或过量的甲状腺激素，还有甲状腺发炎的患者，都有可能在老年时期出现甲状腺功能亢进。

甲状腺功能正常的甲状腺肿

- 一般而言，有可能是地方性甲状腺肿、慢性发炎、胶体肿等，给予适当治疗可好转。

- 也有可能是甲状腺癌，尽管甲状腺癌是"最不像癌症的癌症"，但仍要先看是哪一种癌及其严重程度，再采取不同的治疗方案。

哪些甲状腺疾病会影响"熟龄族"与"银发族"

　　甲状腺犹如人体各脏器与机能的油门，不少甲状腺疾病患者是因为脏器病变就医，经过检查才发现原来是甲状腺出了问题，这是甲状腺疾病的一大特性。人老了，身体各个脏器、机能都会慢慢老化，甲状腺这个

"油门"自然状况特别多，而且还常常与老化、失智等症状混淆，变得更加难以分辨。

像前文提到的王姥姥，就是患了甲状腺功能减退，其症状与失智、老化极易混淆，若掉以轻心，一旦病情加剧，就会出现呼吸困难、陷入昏迷的严重后果。如果老人心悸、喘不过气、消瘦、脚部水肿，先别怀疑自己是不是得了不治之症，要赶快去医院检查，看是不是患了甲状腺功能亢进。因为老人患了甲状腺功能亢进未必会有大脖子、突眼睛等典型症状。

有的老人脖子出现结节，甲状腺功能并未异常，有可能只是单纯的结节性甲状腺肿，应该配合医生的检查及治疗方案。即使检查后证实是甲状腺癌，也不要太过担心，因为甲状腺是很友善的器官，其癌症通常能处理，除非是棘手的未分化癌，否则只要配合治疗大都可以恢复健康。

关于医生的治疗计划

若老人患了甲状腺疾病，医生通常会特别留意患者心血管方面是否有问题，因此在开处方单时会斟酌剂量，尽量小心地慢慢尝试，避免药量太重引起病人不适。此外，医生也会视病情与病人身体状况，开相关激素药物、交感神经阻断剂等予以辅助。

总之，药物治疗为第一线，待病情稳定后，再视情况搭配其他疗法，这样较为稳妥；手术则是最后一道防线，虽然可以立即缓解症状，但手术有一定的风险与副作用，且术后常常需终身服药，因此医生必须与患者、家属充分讨论、沟通后再做决定。

若诊断结果是良性结节性甲状腺肿，老人也不在意不痛不痒的结节肿会影响外貌，或没有显著症状，通常只需定期复查，一般不需特殊药物治疗，以免引发甲状腺功能问题。除非结节肿对呼吸造成影响，医生才会建议动手术治疗。

若诊断出来是甲状腺癌，以手术为优先选项，只要癌细胞还未发生转移，医生大多采取手术搭配术后的放射性碘治疗。记得一定要定期复查。若是罕见的未分化癌，目前治疗效果大多欠佳，若发生转移就几乎难以治愈了。

/第三章/
与甲状腺有关的生活练习题

不管你有没有甲状腺疾病，日常生活中若能多注意、多关切、多保养，甲状腺这个人体"油门"就可以健健康康、元气满满、收放自如地陪你到老。万一甲状腺真的有状况，不要犹疑，赶紧到医院的内分泌及新陈代谢科挂号，让专科医生为你解惑、检查、诊断与治疗。接下来就得更注意自己的饮食、生活作息，让你的甲状腺不再捣蛋。

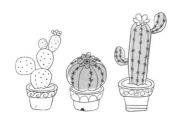

定期兑现与医生的约定

　　虽然甲状腺是开启体内各器官功能"油门"的钥匙，但如此重要的腺体非常沉默。尽管甲状腺功能有高有低，有家族遗传与高发于女性和老年人群体的特性，但甲状腺少有恶疾，几乎都可以通过药物长期控制病情。患者即便接受了手术治疗，也能享有一定的生活品质。就算你的甲状腺功能异常，只要全力配合医生的治疗计划，再加上懂得保养之道，甲状腺基本上还是可以正常地陪你一辈子。

　　甲状腺保养之道不外乎饮食、运动、睡眠与减压，都以不增加甲状腺负荷为首要条件。至于已经确诊甲状腺功能异常的朋友，首要任务就是配合医生的治疗计划。

确诊甲状腺功能异常的朋友该如何配合医生的治疗计划

　　下面是给已经确诊甲状腺功能异常的朋友的忠告，你千万不要忽视，影响治疗效果，否则最后还是自己受苦。如果你有亲戚朋友患了甲状腺疾病，正在接受治疗，你不妨好好阅读，帮他一起好好完成治疗计划。

有耐心地长期定时、定量服药

一般来说，甲状腺疾病的疗程比较长，平均为1～1.5年，但治疗3～6个月后大部分症状就能减轻。可是甲状腺仍需要调适，因此请务必遵医嘱定时、定量服药，以及定期回诊。

拿到医生的处方单时，你一定要问清楚每次服用的剂量、是否空腹吃、服药最佳时段，以及有哪些饮食禁忌、副作用与相关注意事项，以确保用药安全。若服药期间身体有些不适，在复查时一定要告诉医生，因为每个人的体质不同，对药物的反应也不同，清楚地告诉医生，能让他随时掌握你的身体状况。

千万不可自行停药

自行停药是很多人会有的毛病。有些人觉得服药一段时间后，感到大部分症状消除，再加上主观觉得服用太多药物对身体不好，便自行停药。这是很危险的事情，因为医生开的激素药剂皆属1～2周的长效型，偶尔忘记服药一两次，并不会有强烈感觉与不适。但若因为没什么不良反应就贸然停药，当药效慢慢褪去时，病情会加重。所以务必要遵医嘱，定时、定量地耐心服药，这样才能稳定地控制病情，享有较好的生活品质。

有些人可能觉得内分泌问题可以寻求中医帮助，而自行停药，改为吃中药。一般来说，医生会以诊断报告为判断依据，并非每个人都适合某种治疗方式，无论如何，定期回诊、与医生商量才是正确之道。

服用其他药物要先告知医生

如果患有其他慢性病而长期服药，要在第一时间告诉医生，作为开处方的参考。因为有些药物确实对甲状腺或治疗甲状腺疾病的药有影响，医生得到患者的其他疾病用药信息，便能斟酌用药与剂量，确保患者的治疗不受干扰。不论如何，治疗甲状腺疾病的药物绝对不能随意停用。

此外，若平日身体不适，想服用市售的成药，也请务必到有药师咨询的药店，购买前先咨询药师再做决定。或是到一般诊所看病时，也务必先告知诊所医生目前所服用药物，让医生能够衡量用药种类及剂量。

一定要记得定期回诊与检查

定期回诊是让医生有效追踪病情的关键，千万不要以为症状减轻就是痊愈了，若就此不再回诊、追踪检查，复发就麻烦了。

甲状腺疾病的病情反复是常有的事，唯有通过定期回诊与追踪检查，医生才能了解治疗成效，确保在第一时间掌握病情变化。平时若有特别不适或不正常状况，严重时赶紧就诊；若症状轻微就赶紧记下来，回诊时记得跟医生报告。

有些大老板或明星虽已确诊患有甲状腺疾病，却因为忙于事业与演出，往往回诊时只派秘书或助理来拿药。医生对于这类病人既担心又生气，毕竟病情会变化，不是派个人领药就算是治疗。等到病情大暴发时才害怕，紧张地做核磁共振检查，不仅要暂停事业，身心也备受煎熬。所以甲状腺疾病患者务必重视定期回诊与追踪检查，确保病情在医生的掌控之中。

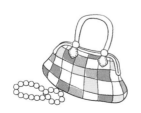

好好吃，也能好好生活

老实说，现代人的饮食多元，常吃日本料理、烤海苔、卤海带等，基本上不用担心碘摄取不足，反而应该注意的是每餐的营养是否均衡。

出现以下四种甲状腺功能异常的朋友，饮食上需要注意什么

关于甲状腺功能减退的朋友

你可能不知道，白萝卜、高丽菜、白色与绿色花椰菜、芜菁、抱子甘蓝等蔬菜，以及大豆类食品，因为含有微量的"致甲状腺肿因子"，大量摄取可能使得身体合成甲状腺激素的功能受阻。所以正常食用即可，不要大量食用，避免甲状腺功能更加减退。

此外，含咖啡因饮品、碳酸饮料，以及花样繁多的零食，患有甲状腺功能减退的朋友最好少吃，偶尔吃一点儿不过量即可。

关于患有桥本甲状腺炎的朋友

患有桥本甲状腺炎的朋友因缺乏甲状腺激素使得身体的代谢功能不佳，所以较容易发福。事实上，患有此病的朋友一旦过度摄取热量，就需要较长的代谢过程，因此尽量不要摄取过多热量，适当控制热量，避免慢性发炎。因此饮食上建议这类朋友，力求饮食营养均衡，同时要少吃高热量食物。

关于甲状腺功能亢进的朋友

如果你是甲状腺功能亢进患者，最好避免食用重口味的食物，如辣椒、麻辣香锅等，含咖啡因或酒精的饮料最好敬而远之。这类饮食容易使症状加重，让身体更加难受。

关于患有葛瑞夫兹氏病的朋友

患有葛瑞夫兹氏病的朋友因体内甲状腺激素分泌过多，交感神经因而异常活跃，使得身体的代谢功能加速，尽管胃口好、吃得也多，仍赶不上能量的高速消耗，所以吃得多却变瘦。

因此饮食上建议这类朋友，要避免食用碘含量高的海藻、海带、紫菜等食物，其余只要各类营养均衡即可。

📋 甲状腺功能亢进及甲状腺功能减退患者的饮食建议表

病症名称	状况	饮食建议
甲状腺功能亢进	甲状腺激素分泌过量，新陈代谢快	❶ 建议避开碘含量高的食物，少吃海苔、海带、紫菜。尽量用无碘盐调味或少用含碘盐 ❷ 营养均衡，一般食物中皆含微量碘元素，均衡食用就不至于过度影响甲状腺功能 ❸ 少食用会促进新陈代谢的辣椒与含咖啡因的食物 ❹ 少饮酒
甲状腺功能减退	甲状腺激素分泌不足，新陈代谢不佳	❶ 营养均衡，并减少热量摄取 ❷ 勿摄取过多碘含量高的食物，可能会让甲状腺功能更糟

（续表）

病症名称	状况	饮食建议
甲状腺功能减退	甲状腺激素分泌不足，新陈代谢不佳	虽然十字花科的花椰菜、高丽菜，以及油菜科的蔬菜，含有"致甲状腺肿因子"，过量食用可能会阻碍甲状腺激素的合成，但是只要均衡不过量，并不会影响甲状腺功能

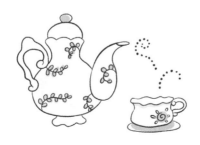

📋 低碘饮食者应说"NO"之食品列表

饮食	状况
市售加碘盐	包括海盐、酱油、咸味酱料等。请购买未加碘的食盐
紫菜、海苔、海带等	皆属海藻类
十字花科的花椰菜、高丽菜，以及油菜科的蔬菜	含有"致甲状腺肿因子"，过量食用可能会阻碍甲状腺激素的合成。但是只要均衡不过量，并不影响甲状腺功能
辣椒	辣椒会促进新陈代谢，宜少吃
含碘的药物	有机碘制剂、放射线检查所用显影剂、含碘的咳嗽药水、消毒碘酒等
加工的肉品、肉类罐头，以及沙拉酱、烤肉酱、辣椒酱等酱料	加工食品常加入高盐，碘含量常常过量

饮食	状况
茶、咖啡、酒类等饮品	含咖啡因与酒精的饮料不宜过度饮用
调味重咸的零食点心，如薯条	重咸表示重盐及含碘量高

　　一般人其实只要饮食均衡即可，无须刻意增加或避免碘摄取量，不过腌渍食品、酱料、过度加工食品以及重咸零食等重口味的食品，还是要有所节制，这样对身体比较好。莓果类、花椰菜、乳制品、海鱼等都是营养丰富的食物，只要每日三餐均衡摄取，对身体还是有益处的。建议有病症疑虑者还是前往医院就诊，听专科医生怎么说。

📋 含碘量高的食物排行榜

Top	食物名称	含碘量 （微克／每100克可食部分）
1	裙带菜（干）	15878
2	紫菜（干）	4323
3	海带（鲜）	923
4	海虹	346
5	虾皮	264.5

📋 含碘量高的食品

种类	食物名称	含碘量平均值(微克／每餐)
肉类	比萨	15.0
海鲜	蛤蛎	90.0
乳制品	牛奶 （228克）	14.2
蔬菜	菠菜罐头	9.9
水果	桃子罐头	16.0
其他	茶（一杯）	32.0

平心静气的生活之道

现代人要维护甲状腺健康，必须拥有良好的生活模式、健康的身心。除了用药、饮食之外，维持心情的放松也很重要。甲状腺疾病患者要如何保健养生有以下几个重点。

乐活养生的四大生活态度

卸掉压力

不仅工作有压力，经济、家庭、生活、人际、社交、身形体态、头发荣枯等无一不是压力。而压力确实是诱发甲状腺疾病的重要因素，尽管看似是心理问题，但对身体健康会造成负面影响。

也许生活就是一种压力，我们不可能完全没压力，但可以尽力做到不累积压力。比如，凡事放自己一马，无须事事都要求完美，通过这样的心理建设，把压力圈起来。然后寻找适合自己的解压"管道"，不论是做瑜伽、旅游、散步等休闲活动，还是培养兴趣，如阅读、唱歌、听音乐、养宠物、练书法、做手工、看电影、摄影等，只要能让你忘却疾病、抛开压力、恢复身心弹性的活动，都值得一试。

已患甲状腺疾病的朋友，身体的活力不如以往，心情也会受到影响而低落，甚至失眠，这都会对疾病产生负面影响。其实只要接受医生的治疗，甲状腺疾病都可以得到控制，别钻牛角尖，别再沉溺于完美主义的泥淖，别跟自己过不去。当每日产生的压力得到疏导、释放，情绪自然会大幅减少波动，身心比较容易达到稳定和谐的自然状态。

打造优质的生活习惯

工作时全力以赴，下班后的生活要开心顺意，第一要务就是充分休息，所以务必把不好的、不健康的生活习惯通通戒掉。像没日没夜地加班、刷手机、玩线上游戏、通宵追剧、暴饮暴食、吸烟、过量饮酒等，都不是优质的生活习惯。

我们时常让自己处于长时间的压力中，建议你不妨在家中为自己布置一个轻松舒适的角落。每天好好地、平静地休息一段时间，十分钟也好、一小时也罢，总之让身心感到和谐就对了。有了优质而充分的休息，睡眠质量自然会有所改善。

让自己天天拥有好睡眠

睡得好，身体才有时间修补与积蓄能量；睡不好，第二天就会更加疲惫、心情不好、工作效率低。良好的睡眠不仅是躺在床上睡足 7 ～ 8 小时，还要保证睡眠品质，不然睡再久也不解乏。所以回到家别只顾着刷手机、通宵追剧、赶企划，还是洗个热水澡，早早上床睡个好觉，这样才有精神迎战明日。

选择适合自己的运动

根据自己的身体状况与甲状腺疾病选择适当的运动。甲状腺功能减退患者可选择轻松的运动，如健走、伸展操、散步等。甲状腺功能亢进患者，因为骨质疏松、肌力减退，所以不建议做太剧烈的运动，以免新陈代谢更加活跃，成为身体的负担。但是也别因噎废食而不敢运动，这样肌力会更加退化，难以恢复健康。若对运动有任何疑问，可以询问主治医生，请他给予建议。

怎么运动对甲状腺功能异常的朋友最好

如果你患有甲状腺功能减退或桥本甲状腺炎，运动虽然有益身心健康，但最好定时定量，循序渐进地增加运动量。注意运动不要过量，不要超出身体负荷，尤其切忌一时兴起的过量运动。

若你患有甲状腺功能亢进或葛瑞夫兹氏病，因为身体的代谢、氧气与能量消耗已经大于常人，且容易因心跳快、心悸而不适，所以请避免过度剧烈的运动，比如游泳、球类运动、溜冰、滑雪等，甚至是泡温泉、泡热水澡都可能增加你身体的负担。

当然也不能不运动，这样身体也不见得会更健康，所以在病情得到控制后，甲状腺功能趋于正常时，可以到户外散步，多晒太阳。在室内，可以做瑜伽、肢体伸展操，体力劳动也算在内。保持良好适度的运动习惯，有助于维持肌力，避免肌肉流失与骨质疏松。

/ 第四章 /

甲状腺令人好奇的秘密

　　甲状腺是个神秘的人体器官，对人体影响范围广泛。林医生整理了多年来看诊时患者们提出的问题，从患者的角度发问，再由医生来解答，让你对甲状腺不再疑惑。

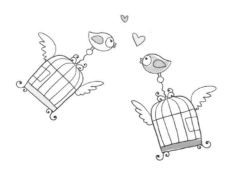

该如何分辨是不是甲状腺疾病

Q：老年人是失智、老化还是甲状腺功能减退，该如何分辨？

A：老年人患了甲状腺疾病，症状并不典型，而且常与老化的症状重叠混淆，使家属与本人未能及早发现，未能适时就诊治疗。老人出现甲状腺功能减退症状，如皮肤变皱、头发变稀疏、身体浮肿，以及记忆力变差、意识不清、爱睡觉，乃至于行动与言语都变得迟缓，真的很容易和"老化"画上等号。

所以我们常通过踝反射检查来确认到底是老化，还是甲状腺功能减退。建议家属，当老人的精神与体力渐渐变得更差时，最好带老人去医院做甲状腺功能减退检查。

Q：为什么明明自己感觉心脏不舒服、胸口闷，却诊断出是甲状腺功能亢进？

A：因为甲状腺功能亢进的症状主要表现在心脏。心跳与脉搏变快、血压升高等，都容易让患者以为是心脏的问题。其实是甲状腺激素分泌太多，造成身体器官与细胞新陈代谢加速，就像汽车油门持续加大一样，让人全身尤其心脏感到快跟不上这股冲劲儿了，而感到不适。

Q：我是公众人物，工作很忙、时间也不固
　　定，根本没空去医院挂号就诊。反正病
　　情看来变化不大，派助理代替我去门诊
　　领药也无妨吧？

A：不论患的是哪一种甲状腺疾病，医生都
　　要看到病人才能了解病情的进展与控制
　　状况。如果只是派人来领药，不但不合
　　乎诊疗规定，而且医生难以掌握病情变
　　化，届时不论结果如何，患者都要自己
　　面对。所以衷心建议，患者不论多忙，
　　都要自行回诊。

甲状腺疾病跟遗传有关系吗

Q：我外婆患有甲状腺疾病，我的甲状腺是不是也有可能出状况？

A：若你是女性的话，确实罹患与遗传有关的自身免疫性甲状腺疾病的概率较高，可参考附图及本书第二章。

```
                    母亲 ┬ 父亲
                 9 倍概率
        ┌──────────┼────────┬────────┐
      大女儿    二女儿 ┬ 先生      小儿子
    20 倍概率   甲状腺功能
              亢进患者
                ┌───┴───┐
              女儿     儿子
            20 倍概率
```

葛瑞夫兹氏病的遗传树状图

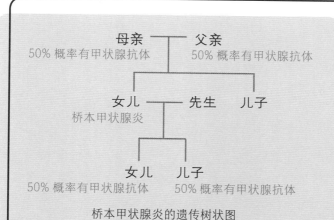

桥本甲状腺炎的遗传树状图

Q：我家没有甲状腺家族病史，为什么我会罹患甲状腺疾病，而我的兄弟却没有？

A：内分泌及新陈代谢科门诊病患中，甲状腺疾病患者中女性的比例是男性的3～4倍，究其原因可能是甲状腺上有雌性激素的受体，让家族性、遗传性较易显性在女性身上。此外，女性维系身体功能运作的激素种类较男性多，且也更为复杂，因此女性对自身机能变化较为敏感，察觉异常后乐于主动就医，因而拉开了男女比例。

Q：我有家族性遗传的甲状腺疾病，是否该做预防性切除，以绝后患？

A：不论是哪一种甲状腺疾病，药物治疗是首选，只要遵医嘱服药，定期回诊、检查，基本上可以让甲状腺功能保持最佳状况。除非药物控制有所不足或受条件所限无法定期检查，还有放射性碘治疗可以考虑，最后才会考虑动手术。手术有风险，而且随着年龄增长、甲状腺退化，容易出现甲状腺功能减退，甚至必须终身服用甲状腺激素，要慎重考虑，更遑论要做预防性的切除了。

若患有甲状腺疾病，还可以怀孕吗，会不会影响孩子

Q：我结婚多年，很想要孩子，可是一直求子不成。同事建议我去内分泌科挂号，看甲状腺是不是有状况，会不会有点儿南辕北辙？

A：为什么求子难成会跟甲状腺有关呢？究其原因在于甲状腺功能亢进、甲状腺功能减退、甲状腺自身免疫抗体与怀孕生子息息相关，而且通常女性易患此类疾病，会对月经与怀孕（包含不孕、怀孕、流产、死胎等）造成影响。因此若难以怀孕，检查甲状腺是非常合理的。

Q：我有家族性遗传的甲状腺疾病，需要长期服药，去年结婚后一直很想有小孩，是不是该停药？

A：甲状腺疾病有很多种，难以一概而论，建议还是与内分泌及新陈代谢科专科医生讨论，会有对母子健康安全考量周全的治疗计划。

Q：邻居小孩发育迟缓，个头比同龄人矮小，智力发育也受影响，听说是因为甲状腺有问题。请问这是遗传，还是其他原因所致？

A：婴幼儿甲状腺发育不良，有可能患呆小症，属于先天性疾患，但目前病因不明，难以判断是遗传性疾病还是其他原因所致。婴幼儿患呆小症，若能及早发现并给予治疗，身体发育有机会恢复正常。但若是中枢神经已造成损伤，智力发育难以恢复正常。

Q：怀孕时，我服用治疗甲状腺功能亢进或甲状腺功能减退的药物，会不会对胎儿造成影响？

A：治疗甲状腺功能亢进的药物，尽管药力很少会穿透胎盘，但如果剂量太大，抗甲状腺药物还是有可能透过胎盘对胎儿造成些许影响，使胎儿甲状腺肿，甚至出现甲状腺功能减退。所以医生在开药时，会视孕妇状况来给予最适剂量，避免对胎儿的甲状腺功能产生抑制。

治疗甲状腺功能减退的药物，如甲状腺激素，较少穿透胎盘供给胎儿，所以不太会影响胎儿。无论如何，怀孕后务必和自己的医生商量讨论，密切追踪甲状腺和胎儿的情况。

若患甲状腺疾病，是不是看有没有
脖子粗、眼睛突的症状就知道了

Q：我公公脖子一直都很粗，今年不知怎么搞
　　的，突然变得更粗，婆婆担心他会不会是
　　生病了，但又不晓得该看哪一科。

A：若是脖子在短时间内快速变粗，确实会让人
　　担心。建议前往医院的内分泌及新陈代谢科
　　挂号检查，赶快弄清楚比较安心，如果真的
　　是甲状腺有疾患，也好早发现早治疗。

Q：我的眼睛很大、很突，搞不清楚是因为深
　　度近视还是甲状腺的问题，我是否应该去
　　做检查？

A：最好到内分泌及新陈代谢科做正规检查，
　　即可为你找到原因。

治疗甲状腺疾病是吃药还是手术

Q：如果确诊患有甲状腺疾病，吃药就会痊愈吗？会吃一辈子的药吗？

A：要看患的是哪一类的甲状腺疾病，治疗方式也有很多选择，要根据患者的身体反应来挑选最佳方案。切勿盲目追求速效，坚持做手术，一劳永逸，不然未来要终生服药。此外，患者请尽量遵医嘱服药，定期回诊、检查，确保病情稳定，切记勿因症状缓解就擅自停药，增加复发的风险。

Q：治疗甲状腺疾病的药物疗程一般是多久?

A：一般用药疗程平均为 1.5 ～ 2 年，方能在控制病情达到稳定状态。但是具体因人而异，看病况定。务必定期回诊，让医生可以掌握你的病况，以免延误最佳治疗时间。

Q：甲状腺有肿块，一定要做手术吗?

A：发现有甲状腺结节，还需进一步检查。若确诊为甲状腺癌，才会首选手术。

Q：若手术摘除甲状腺，会不会对健康与生活造成重大影响？

A：手术摘除甲状腺的患者，手术切除的部分越多，愈容易在预后发生甲状腺功能减退的状况。但后续可以补充甲状腺激素，以使甲状腺维持正常功能，不会造成重大影响。

Q：甲状腺会不会受其他疾病影响而出现问题？

A：甲状腺是独立的腺体，未与其他疾病有明显的共病关联。倒是甲状腺激素与很多脏器的运作有"油门"启动的关系，因此当甲状腺发生病变时，往往会跟相关脏器产生的症状混在一起。

Q：食疗对甲状腺疾病有效吗?

A：注意并控制高碘食物摄取，可缓解部分甲状腺疾病的症状。但仍需耐心配合医生的治疗计划，这样才能真正控制住病情，改善健康与生活品质。

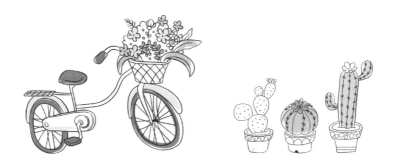

如何控制碘的摄取量

Q：饮食中缺碘会导致"大脖子"，但我煮饭经常用海带做高汤底，为什么脖子还会肿？

A：碘过量也会引起"大脖子"。有研究指出，北海道居民饮食中含有丰富的碘，结果反而出现甲状腺肿症状，一旦控制碘摄取量，甲状腺就恢复正常了。所以过犹不及，适量才是王道。

疾病名称	属性	外显	饮食建议
葛瑞夫兹氏病	与遗传有关的自身免疫性疾病	甲状腺功能亢进	减少碘摄取量
桥本甲状腺炎	与遗传有关的自身免疫性疾病	甲状腺功能减退	减少碘摄取量或适量摄取
甲状腺结节			可适量摄取碘

Q：我习惯买进口天然岩盐做饭，小孩会不会因此缺碘而使甲状腺生病？

A：若你担心饮食中所含的碘不足，首先应该均衡饮食，可以多吃海带、海苔、海鲜来补充天然的碘。但是如果怕小孩甲状腺功能减退，建议先带小孩去医院检查。

Q：报纸跟网络上都说现在的食盐没添加碘，甲状腺容易因为缺碘而生病，我可以通过吃碘片来补充碘吗？

A：不建议。最好到内分泌及新陈代谢科先做正规检查，之后若有问题，再由医生为你制订治疗计划，这样较为妥当。